圖 解

銀髮寶貝
健康照護全書

高齡者常見病症・就醫／生活照顧指南

北中南榮總與國內高齡醫學專家等
21位醫師◎合著
臺北榮總高齡醫學中心主任
陳亮恭◎總策畫

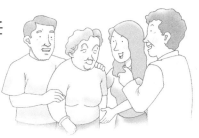

Contents

〔圖解〕銀髮寶貝健康照護全書

PART 1　認識老年篇

自我了解老化程度
有效促進健康

PART 2　個案故事篇

孩子，我已漸老！
三類常見非單純老化類型

PART 3 疾病照護篇
老人常發生的健康問題

左手固定於腰側，右臂往右上伸展，視線隨著右手移動。

抬起左腳、放下，膝蓋保持伸直。

配合踏步，雙手做拍闔的動作。

繼續將手臂往上推出。

由床上坐起

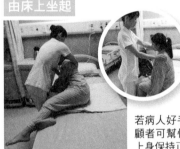

若病人好手力量不夠時，照顧者可幫忙推其上身，直到上身保持正直為止。

由床邊移位到輪椅

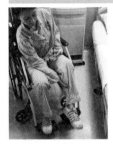

病人以好手協助壞腳，將壞腳放在腳踏板上。

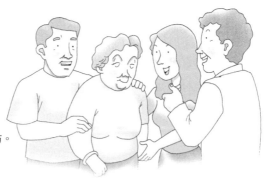

家人的陪伴鼓勵是對抗老人憂鬱症的良方。

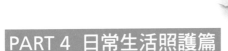

人際往來有助於預防失智症。

PART 4　日常生活照護篇
安心照顧，就地老化

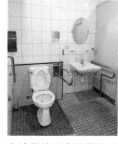
通道寬度必須有80公分寬以上。

在適當的地方設置扶手可以提升居家安全。

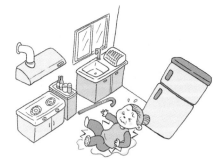
廚房地面必須乾燥。

貼心收錄

【本書作者群簡介】

總策畫
陳亮恭

【現　任】
- 臺北榮總高齡醫學中心主任
- 國立陽明大學高齡與健康研究中心教授兼主任
- 台灣整合照護學會理事長
- 台北市政府老人福利委員會委員

【學經歷】
- 國立陽明大學醫學系畢業、國立陽明大學衛生福利研究所博士
- 曾任宜蘭員山榮民醫院外科住院醫師，臺北榮總家庭醫學部住院醫師、總醫師、主治醫師，與國立陽明醫院社區醫學科主任、台北市立聯合醫院老人醫學科召集人，以及英國牛津大學臨床老人醫學科訪問學者

【專　長】
家庭醫學、社區醫學、長期照護、老年醫學

作者群個人簡介（依姓氏筆畫排序）

作者	現任	學經歷	專長
王培寧	●臺北榮總神經內科主治醫師 ●國立陽明大學神經科教授	●國立陽明大學醫學系畢業 ●曾任美國加州大學舊金山分校（UCSF）記憶和老化研究中心臨床研究員	失智症、神經退化性疾病、神經智能檢測分析、老年醫學、神經影像學
李威儒	●臺北榮總員山分院高齡醫學科主任	●國立陽明大學醫學系畢業、國立陽明大學醫務管理研究所碩士 ●曾任臺北榮總家庭醫學部特約主治醫師、台灣家庭醫學會醫療政策及法制暨全民健保委員會委員、中華民國糖尿病衛教學會會員、台灣老年醫學會醫療政策委員會委員、台灣家庭醫學科專科醫師、台灣老年醫學科專科醫師、台灣肥胖醫學會會員	家庭醫學、社區醫學、老年醫學
李純瑩	●高雄醫學大學附設醫院老年醫學科／家庭醫學科主治醫師	●高雄醫學大學學士後醫學系畢業、高雄醫學大學公共衛生學系研究所、職業安全暨環境衛生研究所博士班 ●曾任高雄醫學大學附設中和紀念醫院家庭醫學科住院醫師、總醫師、主治醫師	家庭醫學、肥胖醫學、一般內科、老人醫學、流行病學

作者	現任	學經歷	專長
周明岳	●高雄榮總高齡醫學中心／高齡整合照護科主任 ●國立陽明大學部定兼任講師 ●國防醫學院內科臨床講師 ●台灣老年學暨老年醫學會副秘書長 ●亞太老年學與老年醫學聯盟副秘書長	●國立陽明大學醫學系畢業 ●曾任高雄榮總家庭醫學部醫師&資深研究員、臺北榮總高齡醫學中心資深研究員、英國Bournemouth Hospital臨床老人醫學科訪問學者	家庭醫學、老年醫學、安寧緩和醫學、社區醫學
林鉅勝	●臺中榮總高齡醫學中心主治醫師	●中山醫學大學畢業 ●曾任臺中榮總家庭醫學科住院醫師、總醫師、主治醫師，以及臺北榮總高齡醫學中心研究醫師	家庭醫學、老年醫學、中老年人常見慢性疾病處理、骨質疏鬆症、預防醫學、健檢後健康追蹤管理
柯玉潔	●臺北榮總眼科部主治醫師	●國立陽明大學醫學系畢業 ●國立陽明大學臨床醫學研究所博士班 ●美國哈佛大學麻省眼耳專科醫院訪問學者	青光眼診斷及治療、青光眼雷射治療雷射、白內障小切口超音波手術、一般眼科疾病診治、視力保健
陳廷斌	●臺北榮總神經醫學中心神經科主治醫師	●輔仁大學醫學系畢業 ●曾任臺北榮總神經內科住院醫師、總醫師、主治醫師 ●曾任臺中榮總嘉義分院神經內科主治醫師	失智症、一般神經醫學
陳亮宇	●臺北榮總高齡醫學中心主治醫師 ●國立陽明大學醫學系講師	●國立陽明大學醫學系畢業、國立陽明大學公共衛生研究所博士班 ●曾任臺北榮總內科部住院醫師、內科部感染科總醫師、高齡醫學中心資深住院醫師	一般內科醫學、感染疾病、感染控制、微生物學、老年醫學

作者	現任	學經歷	專長
陳韋達	●臺北榮總神經醫學中心一般神經內科主治醫師 ●國立陽明大學醫學院副教授 ●台灣頭痛學會理事	●國立陽明大學醫學系畢業、國立陽明大學神經科學研究所博士 ●曾任竹東榮民醫院神經內科主任、臺北醫學大學附設醫院神經科主治醫師、台灣頭痛學會祕書長、美國哈佛大學醫學院/麻省總醫院研究員	頭痛、全身性疼痛（纖維肌痛症）、腦功能造影、巴金森氏症、失智症
陳燕溫	●臺北榮民總醫院高壓艙負責人 ●臺北榮民總醫院胸腔部呼吸治療科主治醫師 ●陽明大學醫學院醫學系部定講師	●陽明大學臨床醫學研究所博士班 進修中 ●臺北醫學大學醫學系畢業 ●美國費城賓州大學高壓氧中心研究員 ●美國馬里蘭州立大學附設醫院高壓氧中心研究員 ●臺北榮民總醫院呼吸治療科總醫師 ●臺北榮民總醫院呼吸治療科住院醫師	一般胸腔呼吸疾病、重症加護疾病、高壓氧治療相關疾病
梁志光	●高雄榮總高齡醫學中心／內科部神經內科主治醫師 ●國立陽明大學醫學系神經學科部定講師 ●臺灣整合照護學會理事	●國立陽明大學醫學系畢業 ●曾任嘉義榮民醫院內科住院醫師、高雄榮總內科住院醫師、高雄榮總神經內科住院醫師、高雄榮總神經內科總醫師、臺北榮總老年醫學科臨床研究員、高雄榮總老年醫學科臨床研究員等	一般神經內科、老年失智症、老年醫學內科
許志堅	●臺北榮總眼科部主治醫師	●國立陽明大學醫學系畢業 ●曾任臺北榮總眼科部住院醫師、總醫師，以及臺北榮總眼科部眼角膜科臨床研究員	一般眼科疾病診治、角膜塑型片及隱形眼鏡配戴及併發症處理、角膜疾病診治及手術、兒童視力保健、白內障小切口晶體乳化手術
許碧珊	●衛福部臺中醫院家庭醫學科主任兼社區健康部主任	●中山醫學院醫學系畢業、東海大學企業管理學系高階企業經營碩士班 ●曾任臺北榮總家醫科住院醫師、主治醫師，以及衛福部臺中醫院家庭醫學科主任	家庭醫學、一般內科醫學、老人醫學、安寧療護、健康促進及預防醫學、長期照護、戒菸、旅遊醫學
黃加璋	●臺北榮總教學部臨床技術訓練科主治醫師	●臺北醫學大學醫學系畢業 ●曾任臺北榮總家庭醫學部老年醫學科臨床研究員、臺北榮總內分泌暨新陳代謝科總醫師（代訓）、臺北榮總內科部住院醫師（代訓）	一般內科、內分泌疾病、糖尿病、甲狀腺疾病、老年學暨老年醫學相關疾病

作者	現任	學經歷	專長
黃安君	●臺北榮總高齡醫學中心主治醫師 ●國立陽明大學醫學系講師	●國立陽明大學醫學系畢業、國立陽明大學公共衛生研究所博士班 ●曾任台大醫院內科部住院醫師、新光醫院家庭醫學科住院醫師、總醫師，以及臺北榮總高齡醫學中心臨床研究員、英國劍橋大學阿登布魯克醫院訪問學者	老年醫學、安寧療護、老年症候群、肌少症、孱弱、跌倒、多重用藥
彭莉甯	●臺北榮總高齡醫學中心高齡醫學科主任 ●國立陽明大學醫學系家庭醫學科助理教授 ●臺灣整合照護學會理事 ●臺灣老年學暨老年醫學會副秘書長	●臺北醫學大學醫學系畢業、國立陽明大學醫務管理研究所碩士、國立陽明大學公共衛生研究所博士班 ●曾任臺北榮總家庭醫學部住院醫師、總醫師、主治醫師，以及高齡醫學中心主治醫師、國立陽明大學醫學系家庭醫學科講師	家庭醫學、老人醫學、安寧療護
廖美珍	●高雄榮總高齡醫學中心／急診醫學部主治醫師	●宿霧醫師群醫學院畢業 ●曾任高雄榮總急診部住院醫師、總醫師，與高雄榮總高齡醫學科臨床研究員	內科學、急診醫學、高齡醫學
趙書平	新光醫院健康管理部及心臟內科主治醫師	●臺北醫學大學醫學系畢業 ●曾任新光醫院健康管理部臨床研究員、心臟內科臨床研究員、心臟內科總醫師、內科部住院醫師	冠狀動脈心臟病、心律不整、心臟衰竭、高血壓
劉力幗	●臺北榮總高齡醫學中心高齡醫學科主治醫師 ●國立陽明大學醫學系家庭醫學科講師	●臺北醫學大學醫學系畢業、國立陽明大學生物醫學資訊研究所博士班 ●曾任臺北榮總家庭醫學部住院醫師、總醫師、資深住院醫師，以及臺北榮總員山分院主治醫師、國立陽明大學附設醫院家庭醫學科主治醫師	長期照護、高齡醫學、家庭醫學、社區醫學、安寧療護
劉慕恩	●臺北榮總精神部主治醫師		失眠、焦慮症、憂鬱症、躁鬱症、精神分裂症、失智症、老年及高齡精神醫學、精神遺傳醫學、精神腦影像學

【推薦序 1】張德明

醫者初心，致力提升高齡者的
健康與醫療品質

　　人口快速高齡化是現代世界的共同挑戰，平均餘命已經邁入八十歲的今日，高齡民眾的健康照護也衍生出新的挑戰。醫學臨床的進步是透過點點滴滴的知識所累積，而在二十一世紀以前的臨床試驗少有高齡者被納入研究，遑論八十歲以上的超高齡長輩。雖然臨床上對於這些高齡長輩健康特質的認識仍難以一窺全貌，但他們已經儼然成為醫療服務體系服務的最大宗對象，醫界難以不重視高齡民眾健康照護的特殊性。

　　臺北榮民總醫院自十年前開始成立高齡醫學中心，這十年來累積了許多成就，但無論在學術上或政策上多有影響力，更重要的是對於高齡長者的真切關懷，這是臨床醫療工作者的初心，也是提升高齡者醫療品質的最大動力。無論發表多少論文或是參與多少研究，提升高齡民眾的健康，進而減緩社會面對快速高齡化的壓力才是對國家最大的貢獻。

　　本書是陳亮恭醫師邀集了三所榮總以及部分其他醫院的專家共同撰寫，幾年前亮恭也邀集了許多專家出版了《圖解居家長期照護全書》，也是由原水文化所出版，這本書消弭許多需要家庭對於照顧長者的焦慮，不僅多次再版，也發行簡體中文版，顯見榮民醫療體系的高齡醫學專家已成為華人世界的領導團隊。如今，亮恭再

度邀請三所榮總的高齡醫學團隊加上部分他院的夥伴共同出版這本書，相信可以為家有高齡長輩的家庭提供更完整的知識，當長輩遇到健康相關疑問時，也可以有效提供就醫的建議。

高齡醫學發展十年，榮民醫療體系已經成為高齡病患就醫的首選，伴隨著快速增加的高齡族群，高齡醫學的發展也更形殷切。而且這樣的需求是全面性的，臺北榮總沒辦法單獨承擔國家人口快速高齡化的照護壓力，但是臺北榮總具有絕對的使命感來帶動全國各醫療院所，讓優質的照護服務能遍布國內各個角落，也透過科普書籍的出版，讓每個家庭都能夠安心地共享天倫，讓每位長者都能獲得最好的健康，改變這個社會未來的面貌。

這本書不僅是工具書，也是深入淺出的科普書，把高齡者的健康特質做了詳盡的描述，也把高齡者常見慢性病的診治做了完整介紹，值得大力推薦，也恭喜三所榮總的高齡醫學同仁與其他專家共同協力完成了這本大作，相信有很多的家庭可以因為這本書而獲益，讓長者更健康，讓社會更有活力。

【本文作者簡介】張德明

- 臺北榮民總醫院院長
- 國防醫學院醫學系內科學科教授
- 美國風濕學院院士
- 台灣內科醫學會常務理事
- 行政院衛生福利部醫事審議委員會委員
- 國家衛生研究院董事
- 中華民國風濕病醫學會學術委員會主席
- 財團法人醫院評鑑暨醫療品質策進會董事

面對老化挑戰，
提供高齡長者全人照顧的好書

　　傳統的醫療思維著重於治療疾病本身，但是當我們面對老年病患或具有多重慢性疾病的高齡患者時，更應強調他們原有的日常生活能力與生活品質維持，從身體面、精神心理、生活機能與家庭社會層面照護都應含括在裡頭，也就是所謂的周全性或全人照護。

　　本書由陳亮恭醫師與其所邀集的榮民醫療體系與其他醫療體系等高齡醫學專業醫師團隊所撰寫，本著此一重要目標，從老年身心理變化、老年疾病介紹，尤其點出老年疾病不典型表現或多重用藥等問題，此外，老年整合照護與居家照護應有的重點，本書都做了完整的介紹。

　　雖然本書文章都是由專業人員撰寫，但其生動豐富的文筆以及深入淺出的介紹與說明，相信不光是對專業醫療人員，甚至是一般讀者，都是最好的工具書。近年來，陳亮恭醫師所領導的團隊在台北榮民總醫院以及陽明大學，從臨床醫療服務模式的發展到國家健康照護政策的參與，進而到基礎的老化研究等，都具有相當傲人的發展。

　　榮民醫療高齡照護體系，可說是目前國內實際從事高齡醫療照護最好的團隊之一，而臺中榮總高齡團隊也正積極推動了許多的創新醫療服務模式，提供高齡長者優質的醫療服務，如高齡整合式門診與高齡專屬病房、中期照護服務與急性後期照護轉介系統，並結合榮院與榮家與社區老人照護等。

　　老年是人生必定會走到的一個階段，正向面對老化的挑戰，並及早做好因應準備，相信除讓我們更能了解如何照顧長輩，也能預知日後的自己。這樣的一本書，值得大家一讀。謹以為序。

【本文作者簡介】許惠恒

・臺中榮民總醫院院長
・國立陽明大學、國防醫學院、
　中山醫學大學醫學系兼任教授
・國立中興大學生命科學院合聘教授
・中華民國糖尿病學會常務理事

【推薦序 3】莫景棠

提早規劃、預防老化，
以減緩老化、優雅老化

　　台灣醫療進步，讓我們平均壽命逐步上升。根據統計，在交出人生成績單前，我們平均要度過長達7年需要他人照護的失能日子。

　　人都要面對老化，如何成功老化，確實是個重要的議題！退輔會在10年前就已經察覺人口老化所衍生的問題，而責成北中南三家榮總積極發展高齡醫學的創新服務。

　　本書不僅蘊含著台灣積極發展高齡醫療的過程，也介紹了現階段高齡醫學提供的創新整合照護模式，將高齡者常會面對到的多重用藥、多重疾病、身心失能、及多種不典型的病症表現，做了相當完整的描述。內文更以幾位長者的故事為例，以深入淺出的方式來說明老年人的常見問題，讓讀者能更容易了解長者所面臨的問題。對於老年人的常見疾病，也以高齡醫學照護的角度來作完整的介紹。**讀完全書後，您絕對可以更進一步了解如何面對老化與健康的問題，進而提升照護家人與自己的能力。**

　　當老化無法避免時，您選擇一無所知，一切交由命運安排，還是主動出擊，了解老化的過程，了解我們必須面對到的生理、心理衝擊，了解醫療上可取得的資源，並提早規劃，預防老化，減緩老化，並優雅的老化？

　　看完這本書後，我相信您更能了解如何照顧好自己與家人！

【本文作者簡介】莫景棠

· 高雄榮民總醫院院長
· 國立陽明大學兼任副教授

【推薦序4】林正介

學習認識老化、成功、活躍、健康的老化課程

台灣人口快速老化，老年人口比例在1993年達7%，2015年最新內政部人口統計資料已達12.39%，老化的速度高居世界第一；健保支出亦高達總醫療費用的三分之一，是醫療利用的主要族群。而「老年」是每人都可能要面對的生命階段，或許您或您的親人正是其中一員，不然未來也會躋身於老人之林。

認識老化過程、老人獨特的健康特徵，及可能面臨的心理挑戰、壓力與疾病，老年居家生活照顧、就醫須知與需要的照護重點等，尤為重要。本書旨在介紹如何照顧父母，同時亦可自我了解老化程度及有效促進健康。

常聽坊間將「抗老」掛在嘴邊，事實上「老化」是人類必經的生命歷程，「老」根本無從「抗」起，而是應以更積極更健康的態度面對老化，積極的維持良好狀態以延緩老化，並以健康的心態面對老之將至。**因此，如何「成功的老化」、「活躍的老化」是我們應共同學習的課題。**

雖然老化會使人的身體功能逐漸退化，而自然老化卻不至於影響個人獨立執行日常生活的能力。一般民眾常將疾病的表現誤認為是老化的現象，因此易被忽略而延遲治療。況且高齡者的生理機能退化，可能導致溝通能力較差，對於症狀的表述不盡清楚，其健康狀況的表現亦可能來自於多重因素，並非傳統以單一器官為思維的疾病診治模式所能因應，故而本書一開始便帶領大家「認識老年」。

　　本書由亮恭所領導的榮民醫療體系之高齡醫學團隊，及新光、高醫附設中和紀念醫院、臺中醫院等各科的專科醫師共同撰寫，書中分享了最新的國際研究、臨床醫學研究的成果與專業知識，其內容較一般老化相關的書籍更為多面向，包括基礎研究到臨床照護，涵蓋所有高齡者所應具備的相關知識，如：老年身體及心理的特徵、心理挑戰和壓力、常見疾病與其照護及居家生活照護等。同時利用個案探討的方式，深入淺出地描述老人衰弱非典型症狀、頻繁急診就診和多重慢性病患治療目標之設定，讓讀者得以輕鬆的方式獲得寶貴且實用的知識。

　　透過本書的介紹，不僅能了解如何照顧家中的銀髮寶貝，更能了解到未來如何讓自己健康的老化。「尋得一本好書，令人一生受用」，本書即為此做了最佳的註解，值得讀者細細品味、反覆閱讀。

【本文作者簡介】林正介

・中國醫藥大學副校長
・台灣老年學暨老年醫學會理事長
・財團法人老五老基金會董事長

【總策畫序】

面對超高齡社會，提供最完整的高齡照護知識

文／陳亮恭（臺北榮總高齡醫學中心主任）

　　我國的人口高齡化的速度在全世界數一數二，人口高齡化所衍生出來的各項需求也是超乎想像的複雜，而醫療與健康照護的議題也是一項極困難的挑戰。高齡社會的健康照護問題不太可能完全仰賴醫療體系來解決，高齡者本人與家屬若能具有足夠的知識與技能，相信更能有效提升高齡者的健康狀況。透過本書的出版，希望可以讓高齡者與其家庭成員更能清楚知曉如何高齡者健康的特質與疾病表現，也能以最有效的方式尋求醫療協助。

　　這本書的籌備過程相當長，由於醫師平日的繁忙工作，邀請專家來撰寫相關章節也是一件苦差事。由於長輩的身心健康都在逐步退化，以單純的疾病模式來描述高齡者的健康是不合理的作法，身心功能的退化加上各類疾病因素使得高齡病患的病徵常常都相當不典型。因此，每個疾病的處理都變得十分複雜，也很難寫得深入簡出，然而，本書的作者都竭盡心力用最簡單的文字來敘述複雜的疾病表現，負責統籌文稿的彭莉甯主任更是仔細反覆的校對，確保文字的順暢與易懂。

　　終於通過的長照服務法中有一個很重要的附帶決議，要求衛福部必須針對醫療與長照之間的接軌建立明確機制，這個概念與這本書的思維相當接近，因為每一個長輩都是同時具有多重疾病與若干程度的身心功能退化或失能，而這些複雜的狀況就是沒辦法各自拆

解處理，必須要有個完整的照護目標。雖然衛生福利部已經成立，但高齡長者的照護依然存在的片斷化的現象，這樣的現象雖然非一朝一夕可以改正，但也沒有太多時間讓問題持續存在。

整合照護不僅僅是一個口號，更是一個必須要徹底落實的臨床服務，醫療體系慣於以器官疾病將人切割為不同的部分處理，而照顧體系也慣於以生活照顧區隔醫療服務的成分，導致於一個有照護需求的長者被迫由許多不同的人提供服務，而且這些服務提供者之間彼此又欠缺協調，沒有辦法為病患訂出一個完整的照護計畫，不僅照顧長者欠缺效率，更可能造成各專業人員間的衝突。

本書先以高齡醫學的基本觀念開場，希望讓讀者能理解高齡者健康上的特殊性，以及因為這些特質所必須採取的照護方式，然後以幾個典型的困難個案故事呈現高齡者所遭遇的就醫困境，最後再補充各項老人常見的疾病自我照顧介紹，相信能夠呈現給讀者最完整的高齡照護知識與技巧。

這是一本值得大力推薦的書，感謝榮民醫療體系以及其他院所的夥伴，共同把平日努力傳達給病患的專業知識寫成文字，嘉惠更多的高齡長者，進而讓全民更健康也更有活力的面對超高齡社會的來臨。

認識「高齡醫學整合性門診」

主要對象　☑80歲以上病患　☑65歲以上具有老年症候群者
☑65歲以上具有三種以上慢性病者

　　台灣在1993年時，老年人口即已突破總人口數的7%，成為名副其實的「高齡化社會」，加之平均壽命逐年遞增，高齡化的速度已經高居世界第一，在這種情況下，高齡醫療照護成為必然的趨勢。

　　為了提供病患及家屬優質的醫療服務，臺北榮總首開整合性高齡團隊之先驅，結合老年醫學、復健、老年精神等專科醫師，與護理師、營養師、臨床藥師及社工師等各專業，率先成立高齡醫學中心，進行高齡醫學整合性門診；同時也整合臨床與基礎的抗老化研究，並將服務的觸角延伸至社區中長期照護，以滿足高齡病患多樣之需求，以期提高長輩之生活功能並改善病患與家屬之生活品質。

●以患者為中心

　　「高齡醫學整合性門診」以老年醫學次專科醫師為主，搭配內科／家醫科、復健科與老年精神科醫師，共同提供整合性醫療服務，並依病患需求實施周全性老年評估，提供以「生活功能與生活品質提升」為照護目標的高齡健康照護模式。提供跨領域的醫療專科服務，是「以患者為中心」的全面性醫療。

●全面落實周全性老年評估

　　綜合跨領域診斷數據，評斷老年人在醫療、心理、功能與臨床照顧狀況等結果。評估項目包括：基本日常生活功能評估、工具性日常生活功能評估、步態及平衡性評估、感官功能評估、憂鬱症評估、認知功能評估、營養評估、失禁評估、皮膚危險因子評估及跌倒高危險群篩選等。

●提供完整身心照護的高齡醫學病房

　　藉由老年醫學、復健、精神等專科醫師、護理師、營養師、藥師及社工師等各專業團隊的合作，「高齡醫學病房」提供高齡長輩完整的身心照護。為使高齡患者在住院期間能夠得到最適合的醫療照顧，

無論是醫療設備及環境輔具皆以高齡病患照護需求為中心考量，與高齡病患親善的就醫環境。

●良好的中期照護是健康返家的關鍵

由於老年人健康與疾病的特殊性，急性疾病期間常因疾病治療或臥病在床而產生身體功能退化，導致生活自理功能缺損，急性疾病痊癒後仍需要一段復原的過程。「中期照護」（Intermediate care）即是針對老年病患身體功能復健、營養狀況調整與認知功能回復的整合性健康照護服務。

透過良好的中期照護，高齡患者無論在情緒、疼痛、營養狀況及生活功能方面都有顯著進步；研究也顯示，能夠明顯降低高齡病患罹患急性疾病後一年的死亡率。此一照護模式在台灣發展可作為國內發展急性醫療與長期照護轉銜模式的重要參考。

【前言】陳亮恭

「老」之將至了嗎？

　　人生中有一件事是相當公平的，就是每個人、每天所獲得的時間都是24小時，古今中外，你我皆然，而這個公平的現象也體現在「老化」這件事上。

　　談到老年人的定義，雖然歷史上有非常多的文字對於「老的感受」與「應對方式」做了相當廣泛的敘述，除了用「半百老翁」來定義50歲的人就叫作「老人」之外，對於「老化」，其實也沒有太明確的定義。

◆歷史賦予之「老」的定義

　　回顧人類歷史，約35,000年前，人類從猿人（也就是尼安德塔人）進入現代人的階段，當時人類的平均壽命大約只有30來歲；到了西元1800年時，人類的平均壽命也不過只增加到40歲；但是到了21世紀的現代，人類平均壽命竟已逾80歲。在這樣的過程之中，人類對於「老」的定義也一直在轉變之中。

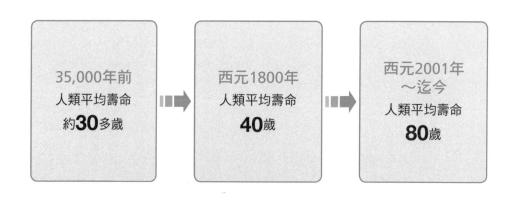

35,000年前
人類平均壽命
約**30**多歲

西元1800年
人類平均壽命
40歲

西元2001年
～迄今
人類平均壽命
80歲

最早的「老人」概念出現在1875年的英國

人類歷史中首次提出定義老人的概念出現在19世紀。英國在1875年通過「友善社會法案」（Friendly Societies Act），在這個法案中，將50歲以上的人視之為老人（與俗話中的半百老翁相同），但這個歲數是代表一個退化的過程，並不是一個疾病的狀態。

鐵血宰相俾斯麥訂定65歲為退休年齡

1880年時，德意志帝國的鐵血宰相俾斯麥明確定義出德意志帝國的公務員與勞工可以在65歲之後退休，並接受政府的退休福利照顧，這是全世界退休制度的濫觴，也是全世界從此沿用的老年人定義。然而，在這個定義65歲為退休年齡的年代，德意志帝國民眾的平均壽命是47歲。這也間接點出，近年來全世界各國都在推動的退休年齡延後並不是沒有道理的。

◆ 明白「老化」狀態，預測健康風險

一個人的老化程度是可以嘗試去測量的，知道自我老化的健康風險，確實是後續進行健康促進的優良指標。

「日曆年齡」是最直接的老化衡量標準

簡單來說，身分證上的年齡叫作「日曆年齡」（Chronological age），也是一般人最常用來衡量老化的標準，但談到健康的議題時，我們可能更在意的是「生物年齡」（Biological age），這兩者間的差別是概念上很容易理解，但實際上卻很難區隔。日曆年齡的概念很容易理解，而生物年齡的概念則是指現在的實際健康狀態，大概相當於一般健康人幾歲時的狀態。

一般來說，如果沒有辦法為每個人做到很全面的老化健康評估，單純用年齡來界定健康狀況的老化就沒辦法做到十分精確的估計，不過，就一般的概念而言，還是可以稍微做個分類。

就老年醫學上的分類，65歲以上即稱為「老年人」，但在目前平均年齡已達到80歲的狀況下，「老年人」又被分為三類，包括：

● 初老（Young old）：65～74歲的人。
● 中老（Old old）：75～84歲的人。
● 老老（Oldest old）：指85歲以上的人。

根據過去的研究顯示，基本上我們認為「**初老族**」的健康狀況與一般成年人的差異比較小，過了75歲之後的「**中老族**」是一個健康與身心功能明顯退化的階段，而85歲以上的「**老老族**」就更為特殊，基本上都是經過老天爺選擇過的人，健康狀況有時可能比「中老族」好，但是，老化的生理退化使得他們格外的衰弱，看似良好的健康狀況可能因為生了場病之後而急轉直下。不過，不可諱言地，「老老族」中有部分的人可以一直維持健康到90歲以上。

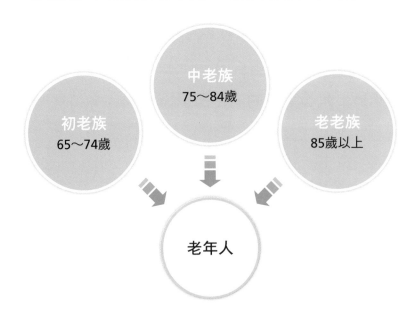

心血管代謝、骨骼與肌肉、腦神經系統是老人健康的指標

　　理論上，我們對「老」的感受可以分成兩個切入點：第一大類是自己與同年齡的人相關健康狀況的比較；第二大類便是比較自己所累積的健康風險對於罹病與死亡的關聯，因為老的極致就是死亡，所以，也可以用累積的健康風險來預估人的生物年齡。

　　不管是與同年齡人的健康狀況比較或是用健康風險的方式去估計，都可以知道自己相對的健康狀況，因此，筆者個人比較建議採取是多面向的健康評估，包括心血管代謝系統、骨骼與肌肉系統，以及腦神經系統的功能，評估個人的健康狀況與老化的狀況，進而建立後續介入的監測指標，這些指標的變化某個角度也可以預測未來的健康狀況。**心血管代謝、骨骼與肌肉、腦神經三個系統的健康與否是決定一個人到年老時是否還可以自由選擇生活方式的一個重要指標。**

多重慢性病與失能是影響老人健康與生活品質的關鍵

　　過去的研究一再指出影響老年人的健康或生活品質最主要的關鍵因素，包括了多重慢性疾病的管理以及身心功能的喪失。隨著年齡的增長，各種慢性病與身心功能退化都免不了會出現，這些慢性病經常悄悄地成群結隊出現，並且還與多重的身心失能互相影響。

　　多重慢性疾病的健康管理意味著，你必須依照自己的年齡與身心狀況去設定目標，減緩老化帶來的健康衝擊。另一個方向則是更為重要的「**失能預防**」，近年來的研究發現，年長者的失能對於老年人的生活影響既深又遠。

我們把功能區分成三大區塊，包括**身體活動功能**、**心智功能**（好比失智、憂鬱等）與**感覺功能**（好比視力、聽力、平衡感等）。這三大方面都會同時受到疾病與老化的影響，目前全世界最新的趨勢都走往這個方向，將慢性病管理原則合併在**失能預防**，作為重點攻防。而這三大系統的表現與古人所說的「視茫茫、髮蒼蒼、齒牙動搖」及「老態龍鍾」等相當符合，而這些系統的失能某種角度已經代表年長者已經具有較高的健康風險。

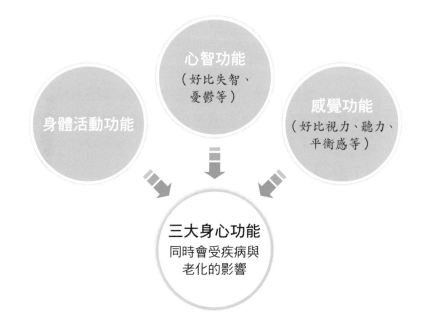

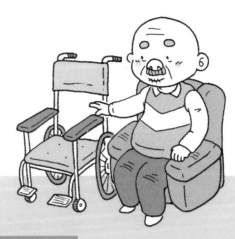

自我了解老化程度
有效促進健康

每一天，都有5000多人跨過65歲這個門檻。

老化是正常過程，但老化引發的健康狀況讓人擔憂。

誰該擔起照顧家中長輩的責任？

就是身為人子女的你和我！

以前爸媽養育我們長大成人，現在父母老了、生病了，

換我們來關心、照顧他們！

老年人因獨特的健康特質
而需要特定照護模式

文／陳亮恭（臺北榮總高齡醫學中心主任）

　　隨著國內老人人口越來越多，老年人已成為國內最大的就醫族群，一年平均看診近二十七次，約占全人口10%的老年人口花費使用健保超過三成的費用。老化會使老人的身體功能逐漸退化，**當老化已經影響到個人獨立執行日常生活活動的能力時，便不應該視為正常老化。**

　　然而，臨床上有些被認為是老化的表徵，實際上卻必須以疾病的角度切入，但也有很多老化的表現不應被標示上各種疾病。老年人罹患各種不同的疾病時也常有非典型的徵候表現，唯有把高齡長者的健康照護需求全面檢視，不僅要在疾病照護間取得平衡，依照病患整體性的需要設定治療目標，減少潛在不當用藥等，才能給老年病患一個完整的照護計畫。

　　老年人在健康上具有其特性，也因此就難以沿用一般成年人的概念。1909年，美國的Ignatz Nascher醫師首度依照**兒童醫學**（Pediatrics）的造字原則，發明了**老年醫學**（Geriatrics）時，其實就是本於老年人的健康特質與兒童有若干程度的相似──兒童與老人都不容易表達健康的狀況、都具有一些潛在的溝通障礙、都有生理與代謝上的特質，而且他們的健康狀況都很容易受到家庭與社會因素而影響。

由於兒童在這方面的特質很早就被確認，所以兒童醫學的發展不僅較早，也較受到廣泛的認同。然而，由於20世紀初期的人口老化趨勢並不顯著，當時美國的十大死因仍以各種傳染病為主，所以老年醫學的發展並未受到重視。直至1930年代時，英國的Marjory Warren醫師因為照顧許多傳統上被認為「無法治癒」的老年病患（Incurable elderly），她針對老年病患的特殊健康特質，「透過周全性老年評估」的方式，擬定病患的照護計畫，成功地將這些傳統上被認為只能長期在安養院療養的老人治癒，並讓其返家，這個重大的成果，讓她獲得「老人醫學之母」的稱號。而Marjory Warren醫師的治療模式也成為英國國家健康照護體系對老年人提供照護的基礎，也進一步影響歐洲各國，成為全歐洲最重要的高齡健康照護制度。

幾十年下來，西歐與北歐的老年健康狀況與照護制度一直都被認為是全世界最好的地區。由歷史經驗可以得知，高齡民眾具有特殊的健康特質，而這些特殊的健康特質可以透過特殊的高齡醫學照護模式得到完善的照護，若不能透過這樣的制度提供照護，老年病患可能又會重蹈數十年前英國「無法治癒」老人的情境。老年人的健康特質包含：**具有多重疾病、身心失能、罹病時症狀不典型、易受醫療副作用影響等四種特殊性**，因此與一般成年人有異，需要特定的照護模式。

老年人的
健康特質

1

具有多重疾病

65歲以上民眾平均超
過3種慢性病,且常是
跨器官系統

4

易受醫療副作用影響

因潛在不當用藥的關
係,我國老人增加
53%後續住院的風險

2

身心失能

約1/6老人有程度不一
的身心失能,與疾病
交互影響

3

罹病症狀不典型

受身心退化影響,罹
病時的症狀表現與一
般認知不同

◆ 老年人常具有多重疾病

根據國民健康署的統計,我國65歲以上民眾平均有超過三種慢
性病,而國際文獻上也發現,當年齡達到85歲以上時,只有不到
5%的人會沒有任何慢性病。而**高齡民眾的疾病不僅僅多,還時常是
跨越器官系統**,例如心臟病的高齡病患可能同時有失智、尿失禁與
骨質疏鬆等各種會影響健康的疾病。此時,傳統的器官專科的醫療
模式會遭遇很大的困難,因為一病一醫的片斷醫療模式將增加病患
就醫的困難,而不同專科醫師之間對於病患診治角度的差異更會使
病患無所適從。

◆ 老年人常具有身心失能

　　根據衛福部的調查，我國的老年人約1/6具有程度不一的身心失能，而失能的程度隨著年齡增長而加重，且發生率也更高，這些狀況都加重了老年人的健康挑戰。傳統上，醫療界常認為失能是照顧的問題，與醫療的關聯較少。然而，義大利中部的高齡民眾研究調查顯現，**老年人的健康狀況與死亡風險受失能的影響高於疾病，而且失能的出現明顯增加高齡民眾的死亡風險**，類似的結果在台灣的中老年人健康狀況調查也有呈現。

　　由於老年人時常是多重疾病與身心失能交錯，兩者之間交互影響，疾病加重失能的程度，而失能的存在也增加各種疾病的併發症，兩者之間如果不能夠共同處理，將造成老年民眾健康狀況持續惡化，無論耗用多少醫療費用也沒有辦法得到最大的健康。

◆ 老年人罹病時症狀不典型

　　老年人由於身心功能的退化，罹患各種疾病時的症狀表現與一般成年人有異。舉例而言，一般病患罹患肺炎時多以發燒、呼吸道症狀為主，胸部X光易發現浸潤與相關陰影，而血液檢查出現白血球上升、發炎指數上升的現象，而許多老年病患罹患肺炎時卻未有任何發燒與呼吸道症狀，相關實驗室檢查也可能正常或輕微異常，但卻出現明顯的意識混亂和譫妄現象，這會影響醫師精確診斷病患的病情，因此也遲延了治療的契機。因此，**老年人的疾病診斷必須要由具有老年醫學訓練的醫師團隊進行會比較理想，容易將這些複雜於非典型的症狀抽絲剝繭的精確診斷**。

◆ 老年人容易受醫療副作用影響

由於老年人的身心功能退化，當老年病患在接受醫療服務的時候較容易出現不良反應，也較難預期治療成效。以用藥為例，老人用藥準則當中有所謂的「潛在不當用藥」（Potentially inappropriate medication），意指該藥物的處方符合病患的病情，然而該藥物服用時副作用的風險高於治療的益處，這種情形一般在青壯年較少發生，但**高齡病患發生藥物不良反應的機會較高且容易出現明顯的健康風險。**

根據臺灣健保資料庫研究發現，我國高齡民眾服用到潛在不當用藥的機率遠高於歐美各國，而服用潛在不當用藥增加了病患53%後續住院的風險，而且都是骨折相關的住院，意即這些藥物顯著增加了老年病患的跌倒風險。因此，老年人雖因多重疾病而免不了多重用藥，但開立處方的醫師必須要通曉老年人健康的特質與藥物代謝特性，方能選擇有效又安全的藥物，同樣狀況也適用於手術或其他侵入性手術。

由於以上五項主要差異，提供高齡者健康照護必須要採取全新的策略，過去的醫療體系著眼於急重症醫療，且老年人口比例尚低，是故，習慣於以既有服務模式因應具有多重複雜照護需求的老人，長此以往，不僅老人的健康未能有效地維持，照護模式也欠缺效率，更是影響了高齡者的生活品質。

隨著老化出現的心理挑戰與壓力

文/陳亮恭（臺北榮總高齡醫學中心主任）

PART 1
認識老年篇

PART 2
個案故事篇

PART 3
疾病照護篇

PART 4
居家生活照護篇

老化過程中，除了身體器官功能的退化之外，面對老化過程，心理上亦有各種挑戰。

有人說，成長是一個不斷獲得的過程——學習新知識技能、新生活經驗、結交新朋友與組成自己的家庭，然而，隨著個人生活中紅帖與白帖的比例開始變化，人生也轉向開始失去的過程。雖然生活經驗持續成長，會持續累積，但體能的衰退，加上親人朋友的離開、職場上的退休，乃至於伴侶的離開，這越來越多的失去，也不免給自己的生活帶來壓力，一般來說，**老化所造成老人的心理壓力有四種，包括：健康問題、退休、孤寂與面對死亡。**

◆「身體健康」的壓力

老化的過程伴隨著生理功能逐步退化，所以，高齡者對於各項功能的退化有著靈敏的感觸。中年期開始經歷體能與器官功能退化時或許無感，但進入高齡階段時，一絲一毫的身體變化都可以為高齡者帶來焦慮。

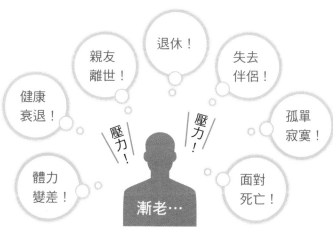

退休！
親友離世！
失去伴侶！
健康衰退！
孤單寂寞！
體力變差！
面對死亡！
壓力！
壓力！
漸老…

一般來說，高齡者普遍對於健康保健議題特別關心，不過有些人可能會過度焦慮，這種焦慮可能代表老年人對未來的擔憂，也有可能是家庭因素，使之無法不在意。

有時候，有些老年人也無法接受自己衰老的事實，採取非常多養生的策略，就是希望能逆轉老化的過程。這些現象都普遍的出現在長者的生活之中，關心自己的健康，使得長輩比較容易早期發現疾患，並非壞事，然而過度擔憂正常老化的身體表現就是比較難以解決的壓力。

面對這些過度擔憂老化表現的長輩，可能必須要深入探討他們內心當中對於生活的壓力，有些擔憂是來自於自我生活的壓力，若能適當的排解，長輩對於正常老化過程的過度擔憂也可能化解。

◆「職場退休」的壓力

退休是現代社會一項重大生活事件，研究顯示，退休能有效改善長者的健康與紓解壓力，不過那只是短期的效果。長期而言，退休對於長輩的健康具有不少負面的影響，也有研究指出，越晚退休，失智的風險也隨之降低。

自每日的工作退下來是一個很大的生活改變，工作期間的地位、專業形象與自我認知可能因此而改變，原有的職務被新的人選取代也會具有難解的失落感。更重要的是，上班期間的頻繁人際關係與日常生活活動量可能因為退休而大幅停頓，這也說明了英國研究所指出的現象，高齡者在退休後憂鬱增加且慢性病的發生也增加。現代人由於身體健康狀況較以前好，所以，退休後的人生還有長達20～30年之久，不免要重視重新規劃退休後的生活，乃至於退休後的再度就業，這是很重要的人生計畫。

◆ 「孤獨寂寞」的壓力

由於我國家庭結構的轉變與少子化的趨勢，加上全球化的商業型態，現代的家庭成員常常分散在不同的地理區域。而且，由於工作與求學的型態，子女離家的時間比起以前的社會來得更早，家庭空巢期的出現很容易引起老年人精神的沮喪，特別是當高齡長輩出現喪偶的狀況，獨居的狀態可能讓他們承受更多的孤獨與寂寞感，近年來出現在日本的「孤獨死」絕非現今才有，只是這樣的社會現象日漸增加，讓大家更專注到高齡者的孤獨與寂寞。

◆ 「面對死亡」的心理壓力

由於感受到自身健康狀況的退化，加上親友逐漸離去，老年期面對死亡的壓力遠高於人生的其他階段，其壓力的來源一方面是害怕，包括對於面對未知狀況的恐懼、死亡過程痛苦的恐懼、擔憂離去後家人的孤獨無依等，都會造成高齡長者面對死亡的壓力。

人在老化過程當中遭遇的各種心理壓力並非年輕世代可以輕易理解，除了健康上日漸退化的失落感，生命過程中不斷經歷失去的過程會使老年人容易情緒低落。有效處理這樣的心理壓力必須有些創新的方法，因為長輩的生活經驗遠高於年輕世代，並不容易由年輕世代的言語得到真正療癒的效果。

有許多國內外的範例都指出，讓長者多接觸幼兒可以有效提升長輩的情緒以及幼兒的情緒控制，發揮創意推動跨世代的社會融合，能有效的消弭長輩部分的負面情緒，並提升其社會參與及正向情感。

常與正常老化混淆的老年症候群

文／陳亮恭（臺北榮總高齡醫學中心主任）

　　老年症候群是指老年人身上出現某些難以符合個別疾病診斷的臨床表徵，是老年人常見且影響深遠的健康議題，在英國稱之為「高齡重大議題」（Geriatric giant incontinence），包括：無法行動（Immobility）、行動不穩（Instability）、認知障礙（Intellectual impairment），以及醫源性傷害（Iatrogenic），特別是多重用藥。

　　老年症候群的主要表現包括：步態不穩、無法移動、失禁、認知功能不良，以及上述原因所引起的相關症狀；藥物不良反應也是需要考慮的情形。

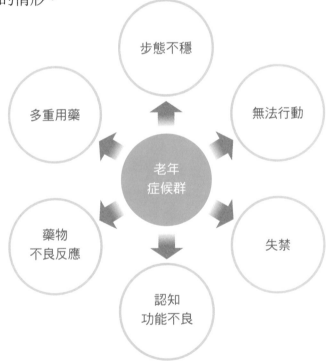

當多系統的生理老化加上原本的罹病狀況發生在同一個老年人身上，常造成多系統功能受損，而造成不易處理的生理及心理挑戰。這些難以鑑別的症狀表現有其特殊性，與一般臨床疾病的鑑別方式稍有差異，高齡病患可以具有多重病因與環境因素而引發相同的表現，例如：各種不同的原因都可以造成高齡病患跌倒，許多老年人會以跌倒作為主要表現，但背後具有相當複雜的成因。

　　老年症候群的處理是一門大學問，不能只將之視為老年人常見的表現而掉以輕心，臺北榮總的研究證實了老年症候群本身也會增加高齡病患的死亡率，而不僅僅是單純的照顧議題。

　　在以疾病為導向的醫療服務模式之下，老年症候群常常會被忽略，因為這些表現常被誤解為老年人的老化表現而未給予適當的關注，這是老年照護中必須善加處理的一環。

符合老年人需要的醫療照護重點

文／陳亮恭（臺北榮總高齡醫學中心主任）

隨著國內老人人口越來越多，老年人已成為國內最大就醫族群。

根據健保統計資料發現，在全國200多萬名老年人中至少有156萬名老人至少在一天內看病二次以上，而同一天、在同一家院所重複掛不同科別共有138萬名老人。

另外，有18萬名老人則在同一天內在兩家以上不同醫院就診；其中，一天看病五次以上的有2萬多人次，看病四次的有6萬人次，看病三次的有16萬人次，至於看病二次的有115萬人次。這一連串數字造就了一個結果，我國的老年人一年平均看診近二十七次，大約占全人口10%的老年人口花費使用健保超過三成的費用。

這個現象並不完全是老化與疾病的因素，還有很多部分是與醫療體系的設計有關，醫療體系設計的問題使得老人就醫的問題變成一個人人知曉卻都無力的挑戰。

除了多重疾病就診與用藥的議題之外，老年人罹患各種不同的疾病時也常有非典型的徵候表現，需要由具有專業訓練背景的老人照護團隊診療，針對病患的需求進行評估與介入，以期透過系統化的方法找出病患潛藏的身心功能障礙與疾病表現，這部分與過去醫學教育所訓練的方式有很大的差異，因此醫療照護體系必須要重新調整。

● 國內老人頻繁看診的狀況

- **156萬名** ▸ 一天內看病2次以上
- **138萬名** ▸ 同一天、在同一家院所重複掛不同科別
- **115萬名** ▸ 一天內看病2次
- **18萬名** ▸ 同一天內在兩家以上不同醫院就診
- **16萬名** ▸ 一天看病3次
- **6萬名** ▸ 一天看病4次
- **2萬多名** ▸ 一天看病5次以上

◆ 發展全人醫療的高齡醫學門診

近年來，針對老年人的特殊健康照護需求，成立高齡醫學整合門診已是趨勢，所謂的高齡醫學整合門診與一般現行的門診著實有很大的差異，老化會使老人的身體功能逐漸退化，當老化已經影響到個人獨立執行日常生活活動的能力時，便不應該視為正常老化。因此，臨床上有些被認為是老化的表徵，實際上卻必須以疾病的角度切入；但也有很多老化的表現不應被標示上各種疾病，區分正常老化與疾病是一門大學問，結果會造成後續照護計畫的不同。

高齡醫學整合門診提供的是團隊式的醫療服務，對老人提供的是全人的醫療診治，而非針對單一疾病、單一器官的醫療，並且在處理疾病之餘還要花費更多心思在病患的身心失能，積極進行失能預防的介入，以減少高齡者的整體健康風險。

　　老年人的健康照護重點是多重疾病健康管理與失能預防，所以許多的藥物處方便需要重新思考，**以回復最大生活功能為主要的目標**，否則檢查越做越多、藥物越吃越多，人卻不覺得越來越好。

　　根據臺北榮總高齡醫學門診的研究發表顯示，高齡醫學整合門診可以有效的減少高齡病患的就診與用藥，而且一年的追蹤當中也比相同年齡、性別與共病的長者相對減少醫療費用支出，而伴隨著醫療費用支出下降的是疾病照護負荷降低也變得單純，可謂是兼顧成本與治療效果的模式。

　　藥物使用之間沒有一致的治療目標，重複、作用牴觸或是不必要用藥等等都會出現。加上真正影響長者生活品質的身心功能低下，有時藥物的服用反而加重了相關的功能退化，這樣的情況都使高齡長者陷入一個困境。

　　唯有把高齡長者的健康照護需求全面檢視，不僅要在疾病照護間取得平衡，依照病患整體性的需要設定治療目標，減少潛在不當用藥等等，才能給病患一個完整的照護計畫。如果沒有整體照護的計畫，高齡者只是多重疾病的組合，而若是僅採取此一觀點去處理高齡病患的需求，多重就診與多重用藥就一點也不令人意外。

　　高齡醫學整合門診是個具體實踐全人照護的場所，而不是單純的以專科疾病治療為主體，但無可諱言，這是個相當困難的治療決策，必須要有完整的評估與溝通，與病患及家屬審慎地找出對病患最重要的健康問題，從而提供相關的治療計畫。

◆落實周全性老人評估

■「周全性老人評估」的評估項目

- ☑ 基本生活功能評估
- ☑ 工具性日常生活功能評估
- ☑ 用藥評估
- ☑ 步態及平衡性評估
- ☑ 感官功能評估
- ☑ 憂鬱症評估
- ☑ 認知功能評估
- ☑ 營養評估
- ☑ 失禁評估
- ☑ 皮膚危險因子評估
- ☑ 跌倒高危險全篩選
- ☑ 個人病史

「周全性老人評估」是老人照護中相當重要的一環，無論是在門診、病房、中期照護與長期照護之中都需要。

周全性老人評估指的是一套多面向、跨領域的診斷過程，用以評估衰弱的老年人在醫療、心理與功能上的狀況，並據以安排治療計畫。除了用於單次評估之外，更可作為長期追蹤的結果，主要強調生活品質、功能狀況、預後與臨床照顧結果。周全性老人評估應該包括下列幾個層面：

- 身體健康疾病史：完整的個人病史、藥物使用、營養狀況、跌倒與失禁等等，此外，尚需針對個人的自我價值、生活品質、對治療的接受度、對於健康照護預期的結果進行評估等。

- 心理健康：包括認知功能、行為與情緒狀態都應該評估，特別重要的是檢測是否具有失智、譫妄與憂鬱。

- 社經狀況：病患的社會支持系統需要評估，包括評估病患的主要照顧者，判斷是否具有能力與意願提供照顧。

- 生活功能狀態：身體功能的評估多以日常生活能力為主，若認知功能較好的個案還須評估工具性日常生活能力。

●**環境因素**：病患的居家環境評估是相當重要的部分，針對室內無障礙環境的評估，以及鄰近外出購物、就醫、交通與娛樂的情形。

周全性老人評估的推動已數十年，相關的效益也被多方驗證，不過，並不是每個65歲以上的老年人就應該接受周全性老人評估，目前對於施行周全性老人評估的時機有以下幾個條件：

●診斷未明之生活功能減退，日常生活變成需要人協助或照顧之老人。

●具有老年病症候群者，如：衰弱、認知障礙、功能障礙、活動力障礙、跌倒、憂鬱症狀、尿失禁、多重藥物使用等。

●多重或複雜性疾病，而非某特定疾病未受控制者。

●經常出入急診、住院或門診等，需要進一步評估潛在疾病者。

●家庭照護有困難，可能需要居家服務、居家護理或入住護理之家評估。

●年紀大於80歲，需要全面了解隱藏性健康問題及預防之考量者。

◆ 提供跨領域照護團隊的高齡醫學病房

由於人口老化與多重疾病的因素，老年人是常使用醫院急性醫療照護的一群，2002年美國老年人口（約占全國人口的13%）占了所有急性醫院出院病患的37%，以及總住院人日的45%，其中，大於85歲以上的老老人的住院率更是65至75歲老人的兩倍以上。

「與年輕人相比，老年患者在罹患急性病症時，住院後，其疾病較為嚴重且住院天數也較長，住院中的死亡率也較高。」依據2002年美國的統計資料顯示，當年度78%的住院死亡病患為65歲以

上的老人。

　　老年病患不但是急性醫療照顧對象的大宗，且出院後反覆再入院的比例也相當高。因為老年病患即便在疾病治癒之後，出現身心功能障礙的比例很高，而且與出院後的健康狀況與死亡率息息相關，所以不是一般急性病房的醫療處置可以處理的。

　　高齡醫學病房的特色為具有跨領域的照護團隊共同組成來照顧病患，團隊成員包括老年醫學專科醫師、其他相關專科醫師、護理師、個案管理師、專屬的職能治療師與物理師、營養師、社工師等人員，病房環境也經過特殊設計，也有標準化的照顧與治療原則。

　　這種看似昂貴的設計和一般病房相較，高齡醫學病房不但不會增加總體醫療負擔，而且更可以提升病患照顧品質與滿意度，對於病患出院後1年內的整體死亡率並無差別，但在出院時患者的疼痛、整體健康、身體功能有較好的改善，日常生活功能也保持的較好。

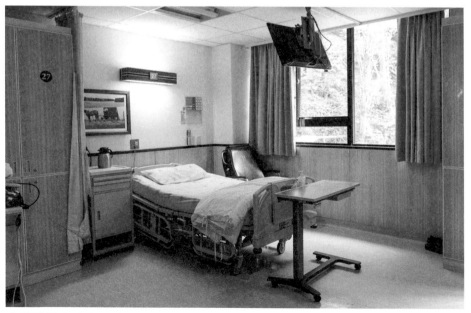

高齡醫學病房擁有跨領域的照護團隊，能提供老年病患更好的照顧品質。

◆高齡醫學病房的特色

老年急性病症患者有需要住院時，必須考量許多議題與隱憂。為了提供完整的老人急性醫療照護，高齡醫學病房與一般急性病房在某些議題上相較，具有特殊的考慮，其特色如下：

鼓勵病人活動，非必要不約束病人

老年病患因住院、需要長時間臥床，會造成許多後遺症，包括：褥瘡、靜脈栓塞、泌尿道感染、骨質疏鬆、肌肉萎縮以及憂鬱等問題，此外，老年病患也可能因為一些醫療的處置而臥床，包括鎮定劑與其他精神藥物。

其次，並沒有證據顯示老年病患加以約束，會提升其治療效果，因此，在高齡醫學病房如非絕對必要，不約束病患，也不因病患晝夜週期混亂而給予鎮定劑，致使病患持續對時間感產生紊亂。

高齡醫學病房著重的是病患的安全，而非紀律，所以醫護人員皆清楚認知到約束病患對於健康的影響，再者，病房對於增加病患的抗精神藥物，態度上也比較保守，因為，文獻上清楚記載抗精神藥物的長期使用，會增加病患的併發症與死亡率。

高齡醫學病房除了在服務流程上關注約束與抗精神藥物的使用之外，更為了處理病患的譫妄而特別設立了「**譫妄觀察室**」。設計「譫妄觀察室」的目的是希望導入非藥物治療的模式來處理病患住院期間的認知功能變化，透過安靜與安全的環境搭配特殊的光療法，在家屬的陪伴下讓病患度過心智狀況變化的過程，而非一味的採取物理性或化學性約束，此一策略更是國際間領先的作法。

強化防跌與無障礙設施

　　老年病患在住院中發生意外跌倒的機會是2%，而跌倒的狀況大部分發生於患者一個人單獨在病室的時候，通常是在翻身、步行、或是上廁所時發生，而有10～15%的跌倒和環境設計不良有關。因此，高齡醫學病房在病患入院時就會進行跌倒的評估，針對危險因子進行介入，並特別加強防跌與無障礙設施。

　　而且高齡醫學病房配置有「離床報知感應器」，當具有高跌倒風險的病患離開病床時，主責護理師便會收到儀器的通知，便可以趕到病床邊，協助或觀察病患的狀況。這是在鼓勵病患下床與預防跌倒之間取得平衡的作法。

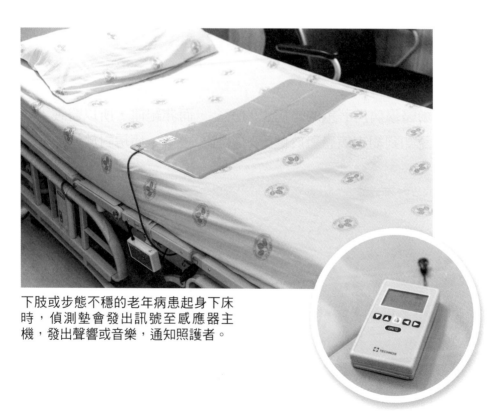

下肢或步態不穩的老年病患起身下床時，偵測墊會發出訊號至感應器主機，發出聲響或音樂，通知照護者。

床墊式離床報知感應器主機。

安排功能回復治療

老年人很容易在急性病症之後，造成急性或是永久性日常生活功能的喪失。有三分之一的老年患者在住院中會有一項或是一項以上的基本日常生活功能喪失，有10%的患者會有三項或是三項以上的基本日常生活功能喪失，追蹤這些功能喪失的老人，在出院3個月後的追蹤發現，仍有41%的人持續未能恢復。

高齡醫學病房會教導照顧者或協助安排出院後的中長期照護，以預防患者的功能下降，在住院期間也會提供病患完整的功能回復治療。

審慎評估每項檢查的臨床效益

各種醫療處置或是檢查可能都會造成住院中的高齡病患傷害，即所謂的醫源性傷害，包括：住院中的感染、藥物的不良反應、因為醫療處置造成的併發症等，其發生的機率，住院的老年人明顯得比年輕人來得更高，因此，在做任何診斷醫療處置之前，都必須要反覆評估該項檢查的臨床效益。

針對認知功能積極治療

根據過去的統計發現，約有三分之一的住院老人會在住院期間發生包括譫妄或是失智等認知功能障礙，造成這種狀況的原因相當複雜，且譫妄的出現，對於病患未來恢復是一個不利的表徵。因此，高齡醫學病房更是針對譫妄進行持續性的評估，並盡量減少引發譫妄的各項因素且積極治療。而且，許多病患會在住院期間發現其潛藏的認知功能障礙，有的甚至已達失智症的程度，透過積極的評估與治療，減少其後續的認知功能退化。

重視病患情緒，提供相關治療

約有20～25%的住院老年病患在住院期間出現情緒障礙，其表現主要是憂鬱或是焦慮，而且這樣的表現常常被低估。有憂鬱或是其他情緒障礙的高齡病人，不但較容易有自殺等傷害的行為，其疾病的預後也較差。

高齡醫學病房對於病患入院之後的情緒狀況持續定期評估，也與老人精神科的醫師充分合作、積極評估並提供治療。而更重要的是，高齡醫學病房也會嘗試探索病患的家庭與照護資源，找出真正憂鬱的原因，並嘗試給予照護計畫。

高齡醫學病房的治療特色

1 在可能的安全範圍內，住院中儘量讓患者多活動。

2 藥物使用儘量簡化，並常檢視醫囑藥單，評估是否有可停用的藥物。

3 盡早拔除點滴與其他管路。

4 無論是物理性或化學性，儘量不約束病人。

5 正確而詳實地評估患者的認知與心智功能。

6 住院中患者出現譫妄，非絕對必要，不使用鎮定藥物。

7 儘量減少使用抗精神藥物及鎮定藥物。

8 注意病患出現的憂鬱與情緒狀況。

9 注意患者的營養狀況。

10 儘量讓患者與其家屬參與患者的醫療決策。

提供例行性的營養評估

老年人住院時具有營養不良的比率大約在35～65%之間，有的研究甚至發現有90%的急性住院老年病患具有在營養不良的風險，評估老年人的營養狀況是一件複雜的工作，而住院老年病患或合併有營養不良者，疾病恢復得也較慢，住院死亡率也較高，而高齡醫學病房也必須例行性提供營養評估，依據病患的狀況與需求與營養師密切合作，提供一個充分的營養治療。

◆建立中期照護的醫療模式

老年人罹患急性疾病之後往往需要較長的恢復期，因此也衍生出不同於傳統醫療服務模式的照護需求，並非僅靠急性醫療照護就可以回復健康，因此英國人發展出「中期照護」（Intermediate care），透過各種可行且具備積極治療意義的替代方案，讓病患從醫學中心出院後依然具有適當的治療，以回復其最佳的健康狀況。

中期照護的目標

這樣的醫療照護需求並不是近年來才被注意到，美國也發展出「亞急性照護」（Subacute care），或稱為「急性後期照護」（Postacute care），首要的目標是在於縮短急性醫院的住院日，但仍須尋求適當的地點，完成急性醫院未完成之醫療照護，其主要目標是在兼顧病患治療的需求下，儘量減少費用的支出。

中期照護以「儘量靠近家的照護」（Care closer to home）為概念，提供整合性的健康照護，兩大主要目標是「促進功能自主」與「預防不必要住院」，並提供嶄新且完整的服務架構，依據病患的

需求組合各種照顧服務資源，進而達到促進最大身心功能回復與減少住院。

另外一個重要的目的，便是讓病患在出院前便妥善安排積極的身體功能回復計畫，以便重新回到獨立自主生活的狀況，避免過早入住安養護機構。

我國對於中期照護的發展

中期照護體系的發展是未來我國老人照護的重點，我國的健保規劃之初以急重症為主要的考量，雖說近年來也推動長期照護，但卻沒有中期照護的設計。

常常醫學中心必須以急性醫療的角度來調控病患的住院日，但病患與家屬往往感覺到自己尚未完全復原，就被趕出醫院，這就是欠缺中期照護服務所造成的落差。因此，自2007年起，由臺北榮總試辦並開始推動「中長期照護」；到了2013年，台北市政府衛生局也開始試辦高齡骨折患者的中期照護；而2014年，則由中央健保署推動腦中風患者急性後期照護，顯見我國已經逐步開辦中期照護的服務。

我國中期照護的發展可以稱之為亞洲最大的服務體系，也證明了這樣的服務模式在亞洲病患身上，可以有效提升高齡者的健康，不管是透過社區醫院或是居家照護模式，中期照護顯著地減少高齡病患的失能，更是降低了病患的死亡風險，也將成為國內高齡健康照護體系重要的支柱。

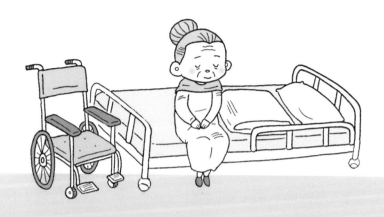

孩子，我已漸老！
三類常見非單純老化類型

許多老年人成天喊不舒服、動不動掛急診、拿藥當飯吃……，
因此常常被誤解，甚至被貼上不好的標籤，
其實是因為老年人生病時，
常以無力、吃不下等全身性的不舒服來表現，
很難歸類為單一疾病的典型表現，
加上記憶力不好，以致常常說不清楚症狀，
或無法明確地說出時序與發展，
但是他們絕不是無的放矢！
我們應該更注意他們的一舉一動，細心分辨症狀，
以及早發現問題、及早解決。

明明沒問題卻總是病懨懨的！
——以虛弱為表現的非典型症狀

文／彭莉甯（臺北榮總高齡醫學中心高齡醫學科主任）

　　80歲的林爺爺從年輕時就屬於吃不胖的體質，年過七十之後，平均每年還較之前瘦了0.5～1公斤左右，雖然沒有什麼特殊的慢性病，精神也不錯，但總覺得疲倦、無力，且行走上自覺有些吃力。

　　從65歲開始，林爺爺每年都主動參加老人健康檢查，各項檢驗數據基本上都正常，醫師也認為他的健康狀況不錯，還鼓勵他多做運動、飲食要均衡，雖然如此，他還是覺得終日**疲倦無力**，日常生活沒什麼問題，但**活動量大一些便覺得吃力**。

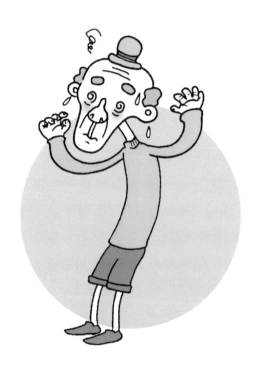

PART 1
認識老年篇

PART 2
個案故事篇

PART 3
疾病照護篇

PART 4
居家生活照護篇

　　某日，林爺爺覺得更**沒精神**了，全身有**說不出的不舒服**，也比平常更**沒胃口**，便在床上躺了一天。因為他自己在家測量的血壓、體溫、心跳、血糖等等都正常，便認為可能是天氣熱的關係，人才比較沒精神，所以多喝了點水就繼續休息，但是到了第三天，狀況還是沒有改善，他便到社區的診所去就診。

　　醫生檢查後也沒說有什麼毛病，只說可能是感冒，要他多喝水、多休息，吃點感冒藥；可是吃了感冒藥後更覺全身無力、昏沉，人更不舒服了，林爺爺的家人便緊帶他到醫學中心的急診室就診。急診室裡人來人往，林爺爺看著檢傷櫃台後標示的傷病分類，覺得自己好像不屬於任何一種急症，頓時覺得有些愧疚，可是他真的覺得很不舒服。

　　急診室的醫師並沒有因為林爺爺看起來不像有什麼急症而少了親切，還是很細心地幫他看診，也安排了一系列的檢驗，在急診室測量的血壓、呼吸、心跳、體溫都在正常範圍，血液檢測的白血球計數正常，肝腎功能、血糖與電解質等也都正常，雖然血液中的發炎指數稍高，可是白血球、尿液檢查都正常，且肺部X光也沒有異狀，醫師認為他應該沒有什麼問題便請他回家多休息，有什麼不舒服再到醫院門診就診。

◆出乎意料！健康急凍

　　回家後，林爺爺吃了急診室開的藥物，還是覺得渾身無力、沒有胃口，整天昏沉，連走路都覺得快要跌倒了。四、五天下來，不僅狀況完全沒有改善，還一天比一天更不舒服，可是看了兩、三次醫生都沒有發現有什麼問題。後來，過去的老同事介紹他到高齡醫學門診就診，雖然心想不知道能否找到方法讓自己好轉，但因為人實在愈來愈無力，也愈來愈不舒服，而且已經開始有點昏昏沉沉、

意識模糊，所以還是趕緊到高齡醫學門診就診。

高齡醫學門診幫林爺爺看診的梁醫師是個年輕的醫師，候診時，林爺爺及家人覺得怎麼一個病人看了這麼久，一度懷疑是不是因為臨床經驗不足而無法及時診治病患。輪到林爺爺看診時，因為他已經沒有力氣把這五天來的過程重新敘說一遍，家人便主動跟梁醫師仔細說明林爺爺這幾天的症狀、求診過程與用藥，過程中，梁醫師並沒有任何的不耐煩，也不會一直推說這是別科的問題，需要再轉介其他科別。30分鐘後，梁醫師經過細心聽診，告訴林爺爺的家人可能得準備住院，因為林爺爺的身體功能快速下降，造成功能下降的原因包括缺水、營養不足，更重要的是，梁醫師懷疑是肺炎造成這些問題。

林爺爺的家人對於梁醫師的說明感到有點困惑，肺炎不是應該會有發燒、咳嗽或呼吸急促等症狀嗎？但因為林爺爺確實已經連續好幾天沒好好吃飯，意識狀態也讓人擔心，所以能夠住院倒也令人放心。

林爺爺一住進病房，便馬上打點滴，補充水分之後，林爺爺看起來確實比較有精神了，但突然間卻燒起來了，而且燒到39℃，也開始喘了。這時候，梁醫師緊急幫林爺爺安排抽血與肺部X光檢驗，結果發現林爺爺的白血球飆升到20,000/cumm、血清發炎指數也高達18mg/dl，且肺部X光上面顯示右肺有大片的陰影，病況看起來相當緊急。

家屬相當擔心，也很困惑，明明兩天前才在同一家醫院的急診室做了類似的檢測，當時一切正常，時隔兩天，居然就變成了肺炎併發呼吸衰竭！全家人一時間都慌了手腳，不知該如何是好！

這時候，梁醫師安排了一次家庭會議，請所有的家屬都來了解

林爺爺的病情。會議時，林爺爺的家人提出了他們的疑慮，梁醫師仔細解釋道：「由於林爺爺原本就屬於較為瘦小的高齡民眾，且平常就有行走吃力、疲倦無力與日漸消瘦的狀況，基本上，在高齡醫學中將這個狀態稱之為『衰弱』（frailty），這樣的人平常看似沒事，但一點點風吹草動就會變得很嚴重，而且臨床的疾病表現也不明顯。」此時，林爺爺的家人才恍然大悟。

◆虛弱不等於老化，也可能是疾病使然

■ 如果家中老人有這些症狀，表示可能有「衰弱」問題！

☑疲倦、無力　　　　☑沒有精神　　　　☑沒有胃口
☑日漸消瘦　　　　　☑渾身感覺不舒服　☑行走吃力
☑活動力下降（活動量稍大就覺得吃力）　☑意識模糊

原來，林爺爺平時表現出來的無力、倦怠等等都不能算是正常的，家人們總以為年紀大了就會這樣，事實上，是因為林爺爺罹患肺炎後，體溫無力上升、白血球也無力上升，加上營養與水分攝取不足，他的身體根本無法像一般人般地表現出正常的生理現象，而前面幫他看診的醫師也確實沒辦法從他的症狀與實驗室檢查找出蛛絲馬跡。

梁醫師進一步解釋，這樣的病患若是罹患任何疾病時，都會因為整體健康狀況的不良而較難治療，肺炎的診斷是因為在聽診時發現右側肺部的痰音較重才下的判斷。

所幸，在梁醫師與高齡醫學病房悉心照料之下，林爺爺的肺炎治療反應相當理想，雖然他還是覺得身體有點虛弱，但梁醫師也解

釋說老年人病後所需要的照顧遠遠超出大家的想像，雖然醫院的治療告一段落，但並不代表林爺爺的功課已經結束，返家之後還需要顧好他的身體，更要積極多活動，才能幫助元氣回復，而不是在家休養就可以完全回復。

在家庭成員與梁醫師的積極合作照護之下，林爺爺不僅逐漸恢復健康，最後還增加了些體重，人也變得更健壯，氣色甚至比以前來得更好。

醫師提醒大家，身體虛弱的老年人生病時常以不典型的症狀表現，如活動力下降，意識模糊、沒有胃口等症狀，請記得盡早就診，以免延誤就診的時機。

動不動掛急診，卻檢查不出個所以然！
——頻繁返診

文／周明岳（高雄榮總高齡醫學中心整合照護科主任）

PART 1
認識老年篇

PART 2
個案故事篇

PART 3
疾病照護篇

PART 4
居家生活照護篇

　　遠遠看著檢傷領著一對老人家進來看診區，忙碌中的急診醫師表情冷不防地沉了下來……。這已經是半個月來，奶奶第三次帶爺爺來急診室掛號了！

　　「奶奶，爺爺還是不吃東西嗎？」

　　「不放鼻胃管，我們幫不了他，您一直帶爺爺來急診也沒有用啦！」急診室的醫師做了個深呼吸之後，滿臉無奈地對著周奶奶說。

　　90歲的周爺爺，退休前是高中校長，一輩子教育了許多有成就的學生，還因為長年對教育的貢獻，曾經數次獲得國家肯定。

　　退休後，周爺爺便與周奶奶過著閒雲野鶴的日子，四處遊山玩水，生活過得倒也愜意。不料，幾年前開始，因為出現記憶力慢慢喪失、情緒偶爾不受控制的情形，經醫師診斷，發現周爺爺有輕度失智症。

　　之後，大部分的時間，周爺爺與周奶奶都待在住處，比較少到處趴趴走。雖然周爺爺的身體功能慢慢地退化，沒辦法常常出門，但在周奶奶的照顧與簡單的口頭指導之下，周爺爺還是能夠自理簡單的日常生活，兩老也就這樣互相依賴著，平平淡淡地過著生活。

◆病看了、藥吃了，狀況還是沒有改善！

周爺爺與周奶奶有兩個兒子，都住在附近，孫子們都長大，出去工作了。兒子們因為擔心老人家的生活起居，多次提議他們搬去同住，方便照顧，但兩個老人家總覺得住原本的老家較習慣，便一直婉拒兒子們的建議，兒子們只好有空就回去看看老人家，順便幫忙整理一下家務。

這個月初，爺爺出現輕微感冒的症狀，兒子帶他去醫院看病，拿了藥吃之後，咳嗽、流鼻水、發燒等狀況確實漸漸改善。可是，奶奶卻覺得不對勁，怎麼爺爺的食量越來越小，水也不太願意喝，晚上也不好好睡覺，翻來覆去不說，有時候還會呆坐在客廳一整晚，或者走來走去，連帶地，周奶奶幾天幾夜也都沒睡好，只好帶周爺爺掛急診。可是經過一系列的抽血與影像檢查，連電腦斷層也做了，都沒有發現有什麼急性異常的地方，急診醫師只好讓周爺爺先出院回家，再觀察。

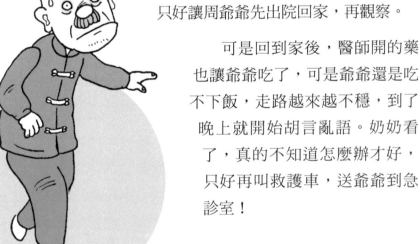

可是回到家後，醫師開的藥也讓爺爺吃了，可是爺爺還是吃不下飯，走路越來越不穩，到了晚上就開始胡言亂語。奶奶看了，真的不知道怎麼辦才好，只好再叫救護車，送爺爺到急診室！

到了急診，又是抽血檢查，還是沒有異常的數字，急診醫師只好建議幫爺爺放置鼻胃管，補充水分及營養，看能不能改善情況。但奶奶一想到爺爺年輕時是多麼地意氣風發，現在竟然退化到需要放鼻胃管、餵食，實在不忍心，便想著，再試看看勸勸爺爺，所以又把爺爺帶回去照顧。不料，回去之後，爺爺還是不吃東西，過了一個晚上，爺爺已經完全無法下床，只好再把爺爺送到急診室掛急診。一如往常，抽血檢查還是正常，沒有中風，不是急性感染，也不是電解質異常。

在這個根據各器官分科，醫療分工極細的時代，對於周爺爺這種非特異性的急性意識混亂與功能低下，實在找不出究竟是哪個器官獨特的問題，也達不到任一科別的住院標準，急診醫師只好建議放置鼻胃管之後，幫爺爺找個適當的機構來幫忙照顧。

周奶奶流著淚，一再地跟醫師懇求，畢竟才經過半個月的時間，周爺爺就從能吃能喝、能走能動，變成現在的樣子，一定有問題，不能只用「年紀大了」、「退化了」來解釋，周奶奶希望醫師讓爺爺住院治療看看。經過了一番溝通，爺爺總算住進高齡醫學科的病房。

◆ 說不清楚≠無的放矢，抽絲剝繭找病因

住進高齡醫學病房，全面檢查後才發現，原來周爺爺是患了**急性瞻妄症**，由於周爺爺本身患有失智症，加上病毒感染、感冒藥物作用、胃口不好、吃不下等多重因素的影響，而產生急性的意識混亂，連帶造成急性的日常生活功能低下。經過一連串的藥物與非藥物治療後，周爺爺漸漸恢復胃口，也比較吃得下，出院一陣子後，經過一系列的復健後，也恢復了能走路的狀態。

PART 2

個
案
故
事
篇

動
不
動
掛
急
診
，
卻
檢
查
不
出
個
所
以
然
！
—
—
頻
繁
返
診

這種現象其實是因為**老年人生病時，常以全身性的不舒服來表現**，例如：全身無力、吃不下等，這種不典型的描述，很難歸類在目前醫學分類的各科教科書上所描述的單一疾病的典型表現；加上**老年人記憶力不好，常常說不清楚症狀表現**，沒有辦法明確地說出時序與發展，在忙碌與快節奏的急診下，比較無法快速地診斷出問題來，與年輕人競爭醫療資源，也顯得較為不利。

可是如果去做統計，就會發現，與年輕病患相比較，老人家的急診就診往往並不是無的放矢，確實老年人疾病嚴重度較高、需要啟動救護車救助的比率較高、停留在急診室的時間較久、使用急診較多的醫療資源、最後需要住院的比率也較高。

急診全年無休，所以常常是老年人尋求醫療協助的入口，當生活上有任何問題，直覺上會到急診室尋求協助，老人家在急診的就醫比率遠遠高於年輕人是可以預期的。

如何抽絲剝繭去找出老年人不典型描述背後的原因，確實考驗家屬與急診醫師的功力。台灣邁入高齡社會的當下，老年人的急診就診勢必會越來越多，需要大家一起來關心這個議題。

■ 關於老化，你應該知道的事 ❶

老年人的急診就診型態，常常被一般民眾誤解，甚至有不好的標籤化。

感覺上，老人家好像很常跑急診，可是又常常說不出個所以然來，不僅沒辦法跟急診醫師清楚描述自己到底是哪部分不舒服，時序也不一定正確，有時候甚至反反覆覆地陳述同樣的症狀，對家屬與醫師造成很大的困擾，找不到真正的原因，只好回家，等下次發作時再來。也因此，大眾常常給予長者標籤化，認為老年人沒事就喜歡跑急診。

遊走各大科間，餐餐藥配飯
——多重慢性病

文／陳亮恭（臺北榮總高齡醫學中心主任）

PART 1
認識老年篇

PART 2
個案故事篇

PART 3
疾病照護篇

PART 4
居家生活照護篇

王阿嬤是個87歲的老太太，患有骨質疏鬆、退化性關節炎、糖尿病、高血壓以及慢性阻塞性肺疾病，而這些疾病的嚴重度都算一般，也都穩定控制之中。日常生活上雖然感覺較為虛弱，但基本上還過得去，家人聘請了來自印尼的阿麗幫忙照顧王阿嬤的日常生活。

有一天，家人突然發現王阿嬤怎麼出門後就沒回來，全家人著急地四處尋找，最後在鄰居的協助下發現了一臉擔憂且困惑的王阿嬤站在十字路口。家人帶王阿嬤去醫院神經內科門診求助，經過一連串的檢查，發現王阿嬤竟然有失智症的現象，腦部的影像檢查也發現多處陳舊性的腦部小中風，而且腦部整體出現許多白質的病變，也有憂鬱的症狀與尿失禁現象。突然間，王阿嬤的家人驚覺，怎麼阿嬤變得這麼老了！

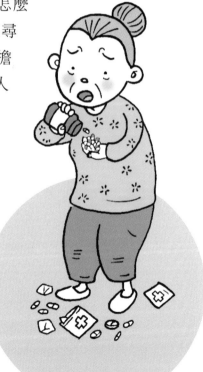

王阿嬤的照顧變得好複雜，多重慢性病與身心功能退化，累計一天要吃上二十幾顆藥物；就診期間家人也才發現，原來阿嬤在阿麗的協助下，一個月要看四次醫師，而且每次回診，由於阿嬤的表達逐漸退化且阿麗也不太會說中文，竟然沒有人發現阿嬤這幾年來退化的速度相當驚人；而且家人還發現阿嬤根本沒辦法按照醫囑服用完全部的藥物。

花了一、兩個月的時間，家人輪流陪同王阿嬤去就醫，想將阿嬤的問題跟醫師說清楚。但是，每科的醫師都說自己的處方與治療計畫是很重要的，但對於其他科醫師的處方自己無法評論，要家屬直接去詢問該科的醫師。

全家對這樣繁複的照顧感到心力交瘁──一個月得就診四、五次，藥物依然是二十幾顆，每科的醫師都無法完整地處理阿嬤的多重疾病與身心功能退化。後來，他們看到報紙的介紹，轉到了高齡醫學中心就診。

◆提升生活品質比治療個別疾病更重要

高齡醫學中心的彭醫師以燦爛的笑容迎接王阿嬤與家人，耐心地看完所有的血壓紀錄、血糖紀錄、用藥紀錄，並且聽完家屬所有的擔心。彭醫師耐性十足的傾聽，也沒有頻頻打斷家屬的表達，或急急忙忙地只顧著說要做什麼檢查與開什麼藥，聽完家屬的陳述後，他緩緩地問了家屬一個以前沒有被問過的問題：「阿嬤今年87歲了，她自己跟您們對她的之後的人生有什麼樣的想法與規劃呢？」這個問題突然間難倒大家了，一直以來，大家都被繁複的就醫過程搞得頭大，從來沒有認真想過阿嬤想要過什麼樣的生活。

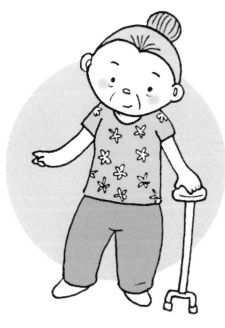

PART 1
認識老年篇

PART 2
個案故事篇

PART 3
疾病照護篇

PART 4
居家生活照護篇

大家漸漸想起來，阿嬤以前就說過：「人生歡喜就好了，只要可以跟厝內人多鬥陣、多去街仔路走走，天公伯何時要帶我走就乖乖地跟他走囉。」於是，彭醫師就跟家屬討論，如何可以協助阿嬤達成她過去常掛在嘴邊的生活方式？

彭醫師反覆檢視阿嬤的症狀與用藥，發現有不少藥物，阿嬤根本吞不下，只是每次回診時醫師也沒問就又開了新藥，而且藥物中有好幾個降血壓藥，還有一種升壓藥；由於阿嬤夜間睡眠狀況不好，斷斷續續的，所以醫師也開了安眠藥，甚至還有抗精神藥物，因為阿嬤有時候會講一些令人不太能理解的言語，但這些症狀坦白說家人都不感到困擾，阿麗也說她只是告訴醫師，阿嬤晚上睡得比較片斷，但是一回家就發現醫師又加開了兩個助眠藥物。

彭醫師仔細檢視了每個藥物的必要性與阿嬤目前的症狀，最後只留下了五種藥物，但安排了很多居家活動與飲食的功課，例如可以提升阿嬤行走與運動能力的物理治療與職能治療，以及能幫助阿嬤活化腦部的居家活動與職能治療。而且以前很多醫師不讓阿嬤吃的美食，在彭醫師的評估之下，也都不再嚴格限制了。

幾個月下來，阿嬤的臉色越來越紅潤，活動能力也逐漸進步，甚至能在阿麗的陪同下常常到她喜歡的街仔路逛逛，跟鄰居開心地互動。也不再需要把到醫院看診當成上學，每週都得花一天的時間

就診，只需要每3個月到彭醫師的門診追蹤。在這樣的居家活動安排之下，王阿嬤不再像過去那麼昏沉與無力，眼神越來越清楚，也能跟家人快樂地互動。

面對多重疾病又身心失能的高齡病患，臨床醫師常感到棘手，因為不知道要從何切入，只能都著重在自己的專科領域，而無法提供全人照護。即便醫師想提供全人照護，對於這樣複雜的病患，也不知道要從何下手，才能夠改善病患的健康狀況。

高齡醫學的整合照護模式提供了一個好的方法，就是以病患整體的生活品質為目標，思索個別疾病所應該調整的治療目標，最後為病患整理出一個照護目標，所有的醫療服務與健康照護都以達成這個目標為原則進行，而不是以個別疾病照護的眼光去看待個人的生活目標。

▌關於老化，你應該知道的事 ❷

高齡長者的健康特質就是多重疾病與身心失能並存，傳統的醫療服務模式多針對疾病治療做切入，又由於專科化的結果，多重疾病通常也就等於多重就診與多重用藥。

已經有非常多的證據指出多重就診與多重用藥的病人並不會有更好的醫療照護結果，除了醫療資源耗用之外，並沒有提升病患的生活品質。

2011年，在義大利所做的研究發現，對於高齡民眾而言，身心功能的失能相較於多重疾病更能預測病患的死亡，年齡越大之後，這些跟著一輩子的慢性病的角色也有所轉變，不是把疾病治療了就可以改善病患的健康。

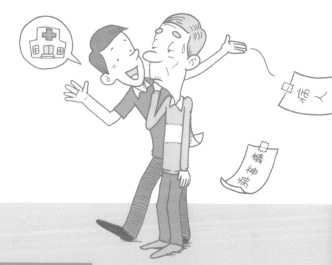

PART 3 疾病照護篇

老人常發生的健康問題

老化是正常的過程，
然而身心功能的退化加上各類疾病因素卻使得病徵常
都相當不典型，因此每個疾病的處理變得複雜，
也很難深入淺出描述清楚。
本章節由各專科醫師依其醫學專長執筆，
詳述各項老人常見的疾病及照護知識與技巧，
並讓高齡者與其家庭成員能明白疾病的表現，
得以最有效的方式尋求醫療協助。

老年人常見的代謝疾病
——高血脂症、老年糖尿病、甲狀腺疾病

文／黃安君（臺北榮總高齡醫學中心主治醫師）
　　黃加璋（臺北榮總新陳代謝專科醫師）

代謝疾病的範圍非常廣，本文指的主要是代謝症候群（Metabolic syndrome），相關疾病包括血糖及血脂異常等。

隨著人口結構、飲食及生活型態的改變，血糖及血脂異常已成為國人盛行的慢性病之一；而十大死因中的第二到第四名分別為心臟疾病、腦血管疾病、糖尿病，均與這些代謝異常息息相關。

高血脂症是冠狀動脈心臟病的主要危險因子，事實上，高血脂症（膽固醇過高）造成血管粥狀動脈硬化的現象，對全身均有影響，因此除了增加冠狀動脈心臟病的風險，亦增加腦中風（腦部血管阻塞），以及周邊足部動脈阻塞疾病的風險。

糖尿病為影響全身的代謝疾病，影響範圍包含全身大小血管，因而會造成所謂的大血管病變（腦中風、心肌梗塞、周邊動脈阻塞等）以及小血管病變（糖尿病腎病變、視網膜病變、周邊神經病變等），目前，有越來越多的研究顯示，血糖異常也和高齡者的智能退化關係匪淺。

對於身體及認知功能尚佳，剛邁入老年的初老族群（65～74歲），在糖尿病以及高血脂的預防觀點與一般成年人相仿，日常生活中的預防，應注意清淡飲食（低鹽、低脂、低糖、高纖）、適當運動、保持理想體重等；若已罹患該疾病者或是已有心肌梗塞、中風、周邊血管病變者，則應配合醫師定期門診追蹤及服藥以避免併

發症的產生。

　　而隨著年紀增長以及功能退化，血糖及血脂的控制目標可視個人情況適度放寬，因為此時嚴格控制所帶來的好處隨之遞減；也就是說，血糖及血脂過低反而可能對健康造成危害。

高血脂症增加中風風險

　　根據衛生福利部國民健康署2007年完成的「台灣地區高血壓、高血糖、高血脂追蹤調查研究」的結果顯示，台灣60歲以上男性的高血脂盛行率約為15〜20％；60歲以上女性的盛行率在停經後會快速上升，約為20〜30％。但無論男女，盛行率在80歲之後都有下降的趨勢。

　　高血脂是造成心血管疾病、動脈硬化的主因之一。血脂高時，膽固醇容易堆積在血管壁，形成斑塊，讓血管變厚、變硬及缺乏彈性，造成血管的狹窄，甚至在血管阻塞之後，血流通過受阻，這樣的情形若發生在心臟，便會造成心肌梗塞，若發生在腦部，便是腦中風。心臟及腦部血管疾病在國人十大死因中分居二、三名，累計死亡人數遠超過癌症。所以，**對一般成年人及初老族群來說，積極改善高血脂情形，對降低心臟病及中風風險幫助很大。**

1分鐘速懂
血濁濁就是有高血脂嗎？

　　血液中脂肪過高時，的確可能讓血液呈混濁狀。但仍須空腹8〜12小時抽血才能確認是否真有高血脂的問題。

　　民眾常把血濁和脖子痠、腳麻連在一起，事實上，若只有純粹高血脂的問題，並未合併其他病變，是不會有症狀的。

◆ 血脂肪的組成成分

血漿脂質（Plasma lipids），簡稱為血脂，包括總膽固醇（Total Cholesterol）、三酸甘油酯（亦稱為中性脂肪，Triacylglyceride，簡稱TG）及磷脂質（Phospholipids）。

總膽固醇

總膽固醇是細胞膜結構的主要成分，也是合成膽酸、維生素D，以及許多荷爾蒙的必需前驅物，對於維持正常生理機能有其作用存在。

總膽固醇及三酸甘油脂都是油性物質，不能溶解於血漿中，必須和特殊的蛋白結合，成為親水性的脂蛋白（Cipoprotein），才能在血液中運送。血液中的脂蛋白可依離心後密度不同區分，最主要的兩種為高密度脂蛋白（HDL-C）、低密度脂蛋白（LDL-C），分別是醫師常說的「好的膽固醇」及「壞的膽固醇」。

低密度脂蛋白膽固醇含量高，約占血漿總膽固醇的60～70%，若濃度過高，容易滲入血管壁內，形成動脈粥樣硬化（Atherosclerosis），塞住血管，就好像廚房裡的水管逐漸被廚餘塞住一樣，所以**低密度脂蛋白膽固醇（LDL-C）濃度越高，心肌梗塞、中風、腳部動脈阻塞的危險性就越高。**

高密度脂蛋白僅含少量的膽固醇（約占血漿膽固醇的20～30%），可以將血液及血管壁中過多的膽固醇帶回肝臟代謝。因此，高密度脂蛋白濃度越高，上述的心臟血管疾病的機率就越低。

三酸甘油酯

三酸甘油酯主要作用是作為能量貯存的場所，在人體有活動需要時，提供熱量的補給，另外也會屯積在皮下、肌肉組織間及臟器的周圍，可以讓身體保持一定的溫度，也可以保護內臟，減少外來壓力的傷害。

磷脂質

磷脂質是細胞膜的重要成分，在中樞及周邊神經以及肝臟細胞含量特別豐富。

血脂包括3種成分	
總膽固醇	●屬於油性物質，是細胞膜結構的主要成分 ●是合成膽酸、維生素D及荷爾蒙的必需前驅物 ●可幫助身體維持正常生理機能
三酸甘油酯	●又名「中性脂肪」 ●能量貯存的場所 ●讓身體保持一定的溫度，也可以保護內臟，減少外來壓力的傷害
磷脂質	●細胞膜的重要成分 ●維持細胞功能的正常運作

◆血脂肪異常的成因

高血脂如何產生？依據中華民國血脂暨動脈硬化學會建議之高血脂分類標準，血脂異常（Dyslipidemia）分為混和型高脂血症（Mixed hyperlipidemia）、高膽固醇血症（Hypercholesterolemia）、高三酸甘油酯血症（Hypertriglyceridemia）三類。

雖然低密度脂蛋白的濃度並未列在高血脂症的診斷中，但由於其濃度與中風、心肌梗塞等心血管疾病風險高度相關，故仍為是否須採取藥物治療的重要依據，相關內容後文中會再說明。

高血脂的成因可分為原發性血脂異常及續發性血脂異常兩類：

● **原發性血脂異常**：與基因及環境相關，環境因素包含飲食運動等生活型態。

● **續發性血脂異常**：糖尿病、骨髓病變、甲狀腺機能不足、肝功能異常、肝糖儲存疾病、酗酒、神經性厭食、腎病症候群、藥物等均可能造成血脂異常。常見引起血脂異常之藥物包括：Thiazide類利尿劑、β 受體阻斷劑（Beta blockers）、非典型抗精神病藥物，如Clozapine與Olanzapine等。

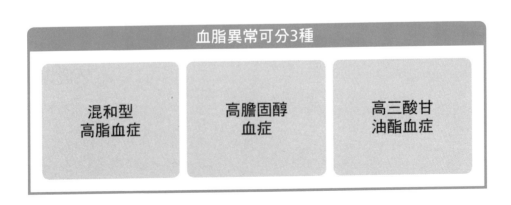

血脂異常可分3種

| 混和型高脂血症 | 高膽固醇血症 | 高三酸甘油酯血症 |

◆高血脂症的症狀

大多數的高血脂並沒有症狀，必須經由抽血才能得知。但部分嚴重三酸甘油酯過高（高於500mg/dl）的病人可能併發**急性胰臟炎**。

◆高血脂症的診斷

必須空腹8～12小時後進行抽血檢查，檢查項目包括：總膽固醇、三酸甘油酯、高密度脂蛋白膽固醇。不同血脂之理想值，根據「美國國家總膽固醇教育計畫」為：

● **總膽固醇（TC）**：＜200 mg/dl。

● **三酸甘油脂（TG）**：＜150mg/dl。

● **高密度膽固醇**：≧40mg/dl（女性若≧50mg/dl則更佳）。

● **低密度膽固醇**：＜130mg/dl。

不同高血脂症的血脂濃度		
高血脂症分類	血脂濃度（mg/dL）	
	診斷標準	治療目標值
高膽固醇血症	總膽固醇（TC）≧200	總膽固醇（TC）＜200
混合型高脂血症	總膽固醇（TC）≧200，且三酸甘油酯（TG）≧200	總膽固醇（TC）＜200，且三酸甘油酯（TG）≦150
高三酸甘油酯血症	三酸甘油酯（TG）≧200，且合併TC/HDL-C≧5或高密度脂蛋白膽固醇＜40	三酸甘油酯（TG）≦150，且合併TC/HDL-C≦5或高密度脂蛋白膽固醇＞40

◆高血脂症以藥物治療為主

根據2013年11月美國心臟病學會發表的「成人血脂治療指引第四版」（ATP IV），對於老年人的高血脂，是否需使用史塔丁類藥物治療（主要以低密度膽固醇是否過高為判斷基準）提出以下幾點建議：

● 若以前曾有過心血管疾病（註）或是低密度脂蛋白膽固醇已經超過190mg/dl：再發生心血管疾病的風險大為提升，所以不論年齡都建議要使用藥物治療。

● 65～75歲左右的「初老人」，若有(1)糖尿病，或(2)低密度脂蛋白膽固醇落在70～189mg/dl，且未來10年發生心血管疾病的風險超過7.5%：即建議要使用藥物治療。未來10年發生心血管疾病的風險高低主要取決於年紀、性別、是否抽菸、血壓、高密度脂蛋白膽固醇、總膽固醇等。

● 75歲以上的「老人」，若之前並沒有心臟或腦部血管疾病：目前並沒有文獻可證實使用降膽固醇藥物來作為初級預防，具有明確的效益。

老年高血脂症的藥物治療	
一般成人	● 曾有心血管疾病 ● 低密度膽固醇已經超過190mg/dl
65～74歲的「初老人」	● 糖尿病患者 ● 低密度脂蛋白膽固醇落在70～189mg/dl，且未來十年發生心血管疾病的風險超過7.5%
75歲以上的「老人」	● 綜合病患的生活功能及整體健康狀況，再考量用藥的利弊

因為使用降膽固醇的藥物，可能產生肌肉痠痛、肝功能上升等副作用，對於越衰弱或是本來就已有多重疾病、多重用藥的老年人來說，產生副作用的機率又更高了。因此，應該綜合病人的生活功能以及整體健康狀況來考量，與醫師討論用藥的利弊。

高血脂風險檢測

　　如欲了解自己是否有高血脂風險問題，可以上網連結「2013 Prevention Guidelines ASCVD Risk Estimator」，進行自我檢測。

　　可直接掃描QR Code碼，或連結以下網址：https://www.acc.org/tools-and-practice-support/mobile-resources/features/2013-prevention-guidelines-ascvd-risk-estimator。

1分鐘速懂
史塔丁類藥物

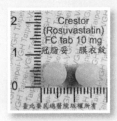
冠脂妥膜衣錠
（Crestor）

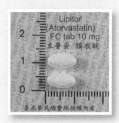
立普妥膜衣錠
（Lipitor）

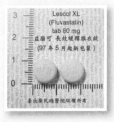
益脂可膜衣錠
（Lescol XL）

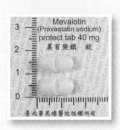
美百樂鎮錠
（Mevalotin）

● **主要作用**：降低低密度脂蛋白膽固醇（LDL-C，壞膽固醇）20～60%，提升高密度脂蛋白膽固醇（HDL-C，好膽固醇）5～10%，降低三酸甘油脂10～25%。。

● **副作用**：肝功能異常（平均為0.5～3%），程度不等的肌肉病變（疼痛＜10%，肌肉發炎0.5%，橫紋肌溶解＜0.1%）。

　　在使用這類藥物時，許多醫師會定期監測肝功能；若服藥後有明顯肌肉不適（如無力、痠痛等）也應適時和醫師反應，以調整劑量或藥物種類。

　　　　　　　　　　　　　　資料來源：臺北榮民總醫院提供。

糖尿病合併高血脂的特徵及治療

　　根據中華民國糖尿病學會2012年出版的《糖尿病與心血管疾病指引》，典型的第二型糖尿病病患，其血脂異常的特徵是三酸甘油脂過高、高密度脂蛋白膽固醇過低以及餐後血脂過高，總膽固醇和低密度脂蛋白膽固醇的數值雖然與一般人相近，但低密度脂蛋白膽固醇的顆粒較小且緊密，較容易進入血管壁，造成動脈硬化。

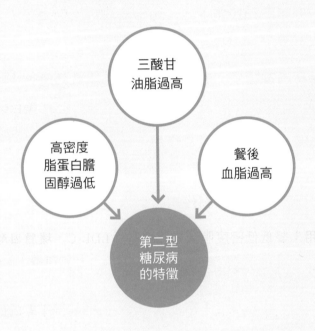

　　為了降低心血管風險，建議男性的高密度脂蛋白膽固醇應高於40mg/dl，女性的高密度脂蛋白膽固醇應高於50mg/dl，且空腹時，三酸甘油脂要低於150mg/dl。

　　對於已有心血管疾病的糖尿病病患（次級預防），建議利用史塔丁類藥物將低密度脂蛋白膽固醇控制在70mg/dl以下；而臨床上尚未診斷有心血管疾病的糖尿病病患，則建議將低密度脂蛋白膽固醇控制在100mg/dl以下。由於高密度脂蛋白膽固醇及三酸甘油脂與飲食及運動息息相關，建議先從生活習慣的改變做起，藥物的使用仍須就長輩的狀況諮詢醫師。

◆ 老年高血脂症患者的照護重點

照顧高齡的高血脂患者應該從下列幾方面著手：

● **注意飲食內容**：避免過度的熱量及不好的脂質攝取，但也勿過度限制飲食反而造成營養不良。身體及認知功能尚佳的老年人，飲食控制和一般成年人類似；若是日常生活已經依賴他人，有明顯認知功能下降，多重共病的孱弱老年人，飲食控制可再放寬。

● **注意維持適當體重**：體組成（肌肉及脂肪的比例）比單純的體重及BMI更重要。

● **注意保健食品與藥物交互作用**：就診時建議把所有目前在服用的藥物（含保健食品）都提供給醫師參考。

● **注意降血脂藥物相關副作用**：最常見為肌肉不適，若在服藥後發生須盡快回診。

注意飲食內容及維持適當體重

有非常多的研究顯示，對於高齡民眾而言，體重過輕或過度肥胖都會對健康有不良的影響。目前一般認為，老年人的BMI（身體質量指數）維持在18.5～35左右，對於延年益壽最有幫助。75歲以上的高齡族群稍微胖一點反而比較好，理由是BMI<18.5的老年人，經常是營養不良的高危險群，一旦跌倒或是有急性疾病發生，身體缺乏足夠的儲備能量來對抗這些緊急事件。

計算BMI的方法：$BMI = \dfrac{體重（公斤）}{身高（公尺）^2}$

PART 1
認識老年篇

PART 2
個案故事篇

PART 3
疾病照護篇

PART 4
居家生活照護篇

許多時候，衡量老年人的健康，仔細觀察身體組成（體內肌肉與脂肪的組成比例）以及體能狀況會比單純只注意體重來的更適當。也就是說，**一個體型稍豐腴，但肌肉量夠、體能好的老年人，健康狀態會比體型清瘦、肌肉少、脂肪多、體能差的老年人來的好。**另外，適當的運動對於增加好的膽固醇也非常有幫助。照顧家中的長輩，維持其適當的體重、肌肉量及體能是最好的作法。

其實現在越來越多證據顯示，膽固醇的合成量大部分來自於肝臟本身的調控，食物攝取來的只占其中一部分，對於中老年人膽固醇攝取的限制有逐步放寬的趨勢。但是要注意的是，膽固醇攝取量的放寬不等於高脂食物無害。若平常長輩愛吃：肥肉、內臟（腦、肝、腰子等）、蟹黃、蝦卵、魚卵、蛋黃或牛油製成的麵包、蛋黃酥或餅乾等高膽固醇又富含飽和脂肪的食物，仍建議減量攝取。如果真的偶爾嘴饞，多吃一點也別太擔心，下一餐再減回來即可。

對於老年人來說，應該要適度的增加蛋白質的攝取，以避免肌肉的流失。雞蛋有豐富的蛋白質及多種維生素又好吸收，是很好的蛋白質來源。有許多中老年人因為擔心膽固醇而不敢吃蛋十分可惜。只要是膽固醇正常的老年人，一天一顆全蛋是沒有問題的；即使是膽固醇已偏高的老年人，一週也可以吃2～3顆全蛋。

整體來說，要注意飲食控制別過了頭，反而造成營養不良及蛋白質不足，加速肌肉的流失。重點是勿過度強調低膽固醇、低油的飲食限制；選擇健康的油脂來烹調才是保健之道。好油包括橄欖油、葵花油、芥菜油等，儘量減少奶油、豬油、椰子油、棕櫚油等的使用。

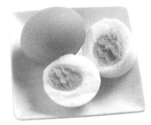

雞蛋是良好的蛋白質來源。

因飲食原則可參考得舒飲食（如下圖），但有腎功能不全（腎絲球濾過率＜30ml/min/1.73m²）的老年人，因得舒飲食含鉀量較高則較不適合。為老年人的個體差異大，建議根據長輩的整體健康狀況，與醫師及營養師討論合適的飲食策略。

適合老年人的得舒飲食

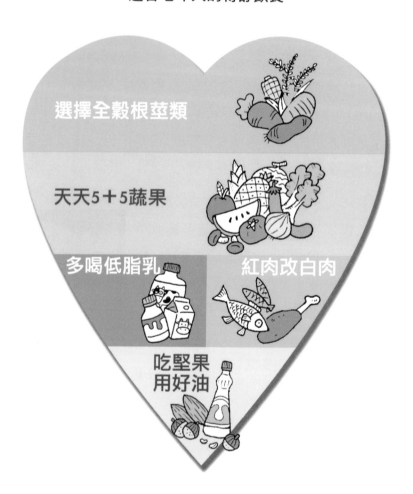

資料來源：董氏基金會。

注意保健食品與藥物的交互作用

　　許多血脂偏高的長輩常會服用相關的保健食品，如降血脂的紅麴，或是可促進血液循環的銀杏等，不過，這些保健食品很可能與醫師開的藥物有交互作用，所以就醫時，別忘了要告訴醫師，目前有在服用的保健食品。

注意藥物相關的副作用

　　膽固醇藥物常見的副作用包括肌肉痠痛無力、肌肉發炎以及肝功能上升。因此，在剛開始使用前，應監測相關副作用。由於老年人對於藥物副作用較為敏感，輕微的肌肉不適，即可能影響生活功能，因此，若是家中長輩在服藥後出現肌肉有痠痛無力的情形，必須盡快回診，與醫師討論是否可能是藥物造成的。

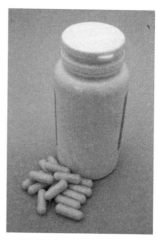

服用保健食品，應注意與藥物的可能交互作用。

老年糖尿病應慎防低血糖發生

糖尿病高踞台灣十大死因的前四名，並且台灣成年人糖尿病的盛行率有逐年升高的趨勢，根據2005～2008年台灣的國民營養調查，已經到達9.2%；而盛行率更隨著年齡而增加，台灣65歲以上老年人的盛行率大約在20～30%左右。

依成因不同，最常見的糖尿病可分為兩種：

● **第一型糖尿病**：以胰臟 β 細胞被破壞造成的胰島素分泌不足為主。

● **第二型糖尿病**：以胰島素阻抗為主，合併相對胰島素缺乏。

成年人及老年人的糖尿病絕大多數為第二型糖尿病，最大的原因還是生活習慣不良及肥胖造成。

◆ 糖尿病的症狀

長時間的高血糖可能造成糖尿病典型三多一少的症狀——也就是**吃多、喝多、尿多**，卻**體重減輕**。嚴重時，甚至可能併發糖尿病酮酸血症或高血糖高滲透壓狀態，有可能危及生命。

次要的症狀則有**經常性泌尿道感染、視力減退、疲勞虛弱**或**四肢無力、傷口不易癒合、皮膚或女性外陰部搔癢**，及腳部痠麻、刺痛等等。

但許多時候，高血糖並沒這麼嚴重，初期的糖尿病也可能沒有明顯症狀，多是透過健康檢查而被偶然發現。

糖尿病的症狀			
典型症狀			
吃多	喝多	尿多	體重減輕
次要症狀			
經常性泌尿道感染	視力減退	疲勞虛弱	四肢無力	傷口不易癒合	皮膚或女性外陰部搔癢	腳麻、刺痛

◆糖尿病的診斷

老年人常常飯前血糖正常，飯後血糖偏高，建議要同時檢驗空腹血糖及糖化血色素，以幫助診斷。根據美國糖尿病協會指引，成年人糖尿病的診斷並未隨年齡而不同，主要根據測量糖化血色素（HbA1c）、空腹時的血糖值、口服葡萄糖耐受試驗，以及是否出現三多一少的典型症狀等。

診斷糖尿病的準則	
糖化血色素（HbA1c）	3個月的血糖平均值要大於6.5%。
空腹血糖（至少8個小時）	測量出來的血糖值大於126mg/dl。
口服葡萄糖耐受試驗	喝完75g葡萄糖水2小時後，測量血糖值大於200mg/dl。
三多一少的典型症狀	有吃多、喝多、尿多、體重減輕等症狀，同時合併隨機血糖大於200mg/dl。

　　若沒有典型症狀，前三項中，至少要有兩項符合，才能診斷為糖尿病；若已經出現第四項的典型症狀，則只要符合其中一項就可以了。

　　老年人與年輕人在胰島素分泌上的確有所不同。從下頁圖，可以發現老年人的空腹血糖與年輕人相差不多，都在100mg/dl以下；但是老年人的飯後血糖明顯較高，甚至高過140mg/dl，也就是所謂的葡萄糖耐受性異常，這乃是因為老年人的胰島素阻抗性增加的緣故。

　　有研究顯示，進食後2小時的血糖異常對心血管疾病死亡率的影響比空腹血糖來的還大。因此，在老年人的診斷上，若只檢驗飯前血糖，很可能會造成診斷上的低估，同時加測糖化血色素（或是飯後2小時的血糖）會是比較好的作法。

正常年輕人及老人的血糖代謝比較

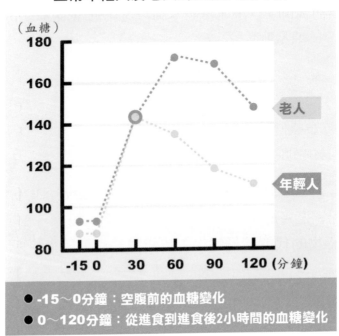

- -15～0分鐘：空腹前的血糖變化
- 0～120分鐘：從進食到進食後2小時間的血糖變化

◆ 老年糖尿病的危險性是女性高於男性

糖尿病患者的血糖控制目標與罹病時間長短、認知功能、生活功能相關。十大死因中，幾乎都是男性的死亡率比女性高，而糖尿病是其中少數的例外。近年來，也有非常多的研究證據支持「糖尿病造成的風險女性高於男性」，當然很少有人直接因血糖過高而死亡，主要的死因還是來自於心血管疾病及中風等，這樣的結論對於老年人也一樣成立。

蘇格蘭的大型研究說明，即使是65歲後才被診斷出來的糖尿病，女性糖尿病患者的死亡率依然明顯高於非糖尿病者。所以家中的婆婆媽媽們，若得了糖尿病，千萬不能掉以輕心；至於男性，反而沒有這麼明顯的趨勢。根據推測，這樣的結果有可能與女性身體組成脂肪含量較高有關，若又缺乏運動，造成肌肉量不足，糖尿病帶來的風險便會在更年期後快速上升。

當您告訴醫師：「長輩有糖尿病時。」通常醫師的下一個問題就是：「得到糖尿病多久了？」

兩位同樣75歲的李伯伯及陳伯伯，李伯伯從50多歲就罹患糖尿病；而陳伯伯則是在去年做老人健檢時，才偶然發現自己得了糖尿病。兩位老先生雖然都得了糖尿病，但累積的心臟病、中風及其他血管疾病的風險明顯是前者較高。

在老年人糖尿病的控制上，除了避免高血糖帶來的併發症，醫師們同樣希望避免的是低血糖。隨著肝腎功能的逐漸退化，身體對於降血糖藥物的代謝情形變慢；皮膚對於注射胰島素吸收速度延緩，使得胰島素留在體內的影響時間增長；糖尿病的控制反而可能達到一個穩定的平衡狀態。然而，隨著食慾降低、攝食量減少，或者由於血糖控制嚴格限制飲食的攝取，在老年人身上更容易發生低

血糖等意外。尤其是老年人因為神經退化，低血糖的症狀，如手抖、噁心、冒汗等，常常不如一般成年人明顯，因此不容易被發現，一旦發生低血糖，產生嚴重併發症，如腦部缺氧，甚至死亡的機率也比一般成年人來的高。

雖然一般來說，醫師們常說糖尿病患的糖化血色素應該控制在7%，但這個答案事實上因人而異；尤其是對於老年人來說，更應隨著罹病時間長短、認知功能以及目前的生活功能不同而異，大原則是──若長輩的心智及身體都很健康、生活可自理、罹病時間也不長（如：少於5年），控制目標可訂定在接近一般成年人的7～7.5%左右。隨著罹病時間越久，智能及身體功能的退化，或是已有嚴重的糖尿病大小血管併發症，因低血糖帶來的風險增加，控制目標可放寬到8%，甚至是8.5%。

以下六類長者宜執行寬鬆的血糖控制

1 有使用胰島素者。

2 罹患糖尿病時間越久者（自律神經功能退化造成對低血糖症狀症狀不敏感）。

3 已有嚴重的糖尿病大小血管併發症（如：心肌梗塞、中風、視網膜病變、腎病變、神經病變等）。

4 智能退化或有溝通障礙者。

5 日常生活無法自理者。

6 飲食狀況不定者。

◆就診時最好有家人陪同並提供正確的生活訊息

高齡糖尿病患者平日居家除了要定時測量血糖值外，還要隨時注意有無心悸、手抖、冒冷汗、噁心、抽筋、嘴部周圍有麻刺感等低血糖症狀，並且近期的飲食狀態有無變化，例如食慾變差或特別偏食某種食物等，這些訊息在就診時都要提供給醫師參考，才能獲得到正確診斷。

尤其糖尿病與飲食習慣息息相關，未被察覺的低血糖對老年人來說更是危險，因此就診時，最好是有一位熟悉長輩狀況的照護者一起陪同前往。

居家血糖控制的情形

關鍵問題：血糖變化

- 每天早餐前測量的空腹血糖值
- 開始進食後2小時測量的餐後血糖值

血糖控制若較不穩定者，最好每天都能測量空腹血糖及一次的餐後血糖。若能在就診時提供給醫師這些血糖的連續變化，對於調整藥物方面，會比每3個月回診時才抽一次血更來的精準及安全許多，也能在低血糖及高血糖急症發生時及時處理。

根據美國糖尿病協會及美國老年醫學會所聯合發表的共識，健康老年人飯前血糖宜控制在90～130mg/dl, 若是已有嚴重失智或是臥床的老年人，飯前血糖在100～180mg/dl都可以接受。

PART 1
認識老年篇

PART 2
個案故事篇

PART 3
疾病照護篇

PART 4
居家生活照護篇

有無低血糖症狀

關鍵問題：血糖不穩引起的反應

● **低血糖症狀**：心悸、手抖、冒冷汗、噁心、抽筋、嘴部周圍有麻刺感　　● **高血糖症狀**：躁動、嗜睡、神智不清

　　典型的低血糖症狀包括心悸、手抖、冒冷汗、噁心、抽筋、嘴部周圍有麻刺感等症狀，且在進食後回復。但糖尿病罹病時間較長的老年人，這些警示症狀未必很明顯，反而常是血糖低到一定的程度後直接以躁動、嗜睡、神智不清等腦部症狀來表現，更加危險。

　　特別要注意的是，血糖太高或太低都會影響老年人的認知功能。尤其是原本認知功能就較差的老人家，若最近血糖控制不穩，則容易出現類似認知功能惡化，甚至是幻聽、妄想等精神行為症狀。

近期進食的情形

關鍵問題：飲食上的變化

● 食慾旺盛？食慾變差？　　● 是否偏食某類食物？

　　最近食慾好不好、各類食物攝取的狀況，也都會對血糖的控制有相當影響。

◆ 老年糖尿病患者的照護重點

　　照顧高齡糖尿病患者時，必須注意以下幾點：

● **注意糖尿病相關病變**：尤其是可能會影響高齡患者生活功能者，包括足部動脈及視網膜病變等，足部的保養及傷口的預防也需要特別注意。

●**配合飲食及運動**：對糖尿病患者而言，生活習慣的改變一直是和藥物治療同等重要的一環，對於身體及認知功能尚佳的老年人而言，更是如此。

●**合理控制血糖值**：與醫師討論，訂定合理的控制目標，維持血糖穩定，並要會辨識低血糖及高血糖急症的症狀和就醫時機。

注意糖尿病相關的血管病變

糖尿病病變分為大血管及小血管病變。大血管指的是心臟、腦部以及周邊動脈的血管，小血管指的是腎臟、視網膜及周邊神經的小血管。

心臟及腦部的血管病變常以心肌梗塞、中風來表現；小血管病變，通常未必有明顯的症狀，因此需要定期篩檢，方能早期發現、早期治療。根據美國糖尿病學會發表的治療指引，對於老年人而言，特別需要注意的是「一旦發生，對日常生活功能有較立即影響」的併發症，如視網膜及下肢血管的併發症。

糖尿病保養須注意眼部、腎臟及足部

眼睛保養	腎臟保養	足部保養
●每年由眼科醫師進行檢查。 ●以確認是否有視網膜病變。	●每年檢測尿液微量蛋白。 ●以提早偵測糖尿病腎病變。	●每年至少檢查足部一次。 ●定期的足部檢查，可提早診斷出糖尿病神經病變，否則足部的傷口可能變成潰瘍，嚴重者甚至需要截肢。

老年糖尿病患的日常保養

糖尿病患者的末梢神經常常感覺較遲鈍，因此在足部保養方面尤須注意。

戒菸，因為抽菸會使血液循環更差。

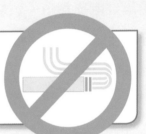

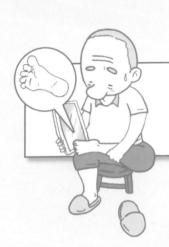

每晚睡前檢查雙足有無乾裂、水泡、割傷、紅腫等現象。

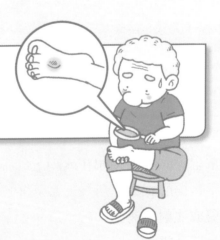

用鏡子協助檢查腳底以及足趾之間有無傷口。

鞋子穿著舒適比美觀更重要

高齡糖尿病病患要必須很注意足部的舒適，所以穿鞋、買鞋時都要注意穿著舒適的問題。鞋子必須合腳，鞋底要有一定的厚度，才能提供足部適當的支撐，尤其是腳部有變形的患者應該在下午時間買鞋（因下午腳較大），並且要站著試鞋，兩隻腳都得試穿。以下是穿著鞋時必須注意的事項，不只長者自己要謹慎以對，家人也要幫忙注意。

老年糖尿病患者足部照護重點

1. 避免買前頭尖的鞋子，以免腳受傷。

2. 建議穿包鞋；避免穿著拖鞋、涼鞋，以免因感覺遲鈍，而造成踢傷。

3. 穿鞋子之前要檢查鞋內有無異物。

4. 若長輩視力不良，要幫他代為檢查雙足及鞋子。剪腳指甲也建議請人代勞。

5. 若覺得足部會冷，建議穿上襪子，避免使用熱敷墊。

6. 踏入澡盆時，要先用手試試水溫度，確定水溫不會過熱才可以泡澡。

7. 一旦發現足部有傷口，應立即就醫。

記得按時服藥，維持血糖穩定

長輩年紀大了，難免會忘記按時服藥，所以家人們要想辦法提醒長輩記得服藥，譬如在冰箱上貼提醒紙條，或是設定鬧鐘等，時間到了，提醒服藥，若不在長輩身邊，也可以打電話提醒。只要**按時服藥或注射胰島素，就可以讓血糖獲得良好的控制**，也會有比較好的生活品質。

老年糖尿病患者藥物使用注意事項

1 提醒長輩吃血糖藥後半小時內一定要進食，以避免低血糖。

2 若需空腹至醫院接受檢查，則口服血糖藥及胰島素都先暫停，待做完檢查後盡快服藥／注射胰島素並進食。

3 若長輩生活自理，平常都自己吃藥／注射胰島素，建議不定期幫長輩檢查服藥量及時間是否正確，或是幫長輩放在藥盒裡依不同的時間分裝好。

4 陪長輩就診時請醫療專業人員幫忙檢查胰島素注射的技巧是否正確。

老年糖尿病病患的飲食重點

建立良好的飲食控制與生活習慣，有助於增進健康。根據中華民國糖尿病衛教學會李蕙馨營養師提供的資訊，以下幾點原則，供大家參考。

- **控制總熱量的攝取**：老年人的低活動度使得基礎代謝率亦下降。行政院衛生署食品藥物管理局於民國101年發布的「國人膳食營養素參考攝取量及其說明」第七版中，稍低活動量的70歲以上老年人，建議應攝取的熱量為男性1900大卡，女性1500大卡；低活動量的建議熱量是男性1650大卡，女性1300大卡。

- **以全穀根莖類取代精緻米麵**：醣類的建議攝取量為總熱量的55％（45～65％）。相較於精緻白米，應選擇全穀根莖類，除了有助於提升胰島素敏感性，也能降低胃排空速率，進而延緩餐後胰島素反應與血糖上升。

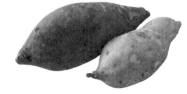

常以蒸烤地瓜當點心的老年人，
宜減少正餐主食的份量

對於常以地瓜、芋頭或玉米等根莖類當午後點心的老年人，則須多提醒，要減少正餐主食的份量，以避免血糖上升過多。

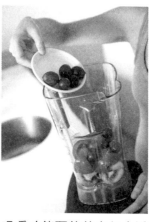

● **多吃新鮮蔬菜水果比喝果汁好**：老化造成的腸胃道功能改變及活動度降低皆易導致便秘，多攝取富含膳食纖維的蔬菜有助於改善便秘症狀。

咀嚼功能不佳的老年人透過蔬果汁，也能吸收膳食纖維。

對於咀嚼功能不佳的老年人，可多選擇深色葉菜、瓜或切小丁、增加烹調時間或打蔬菜汁，以增加膳食纖維的攝取量。水果部分則建議以原始樣貌的水果取代攪打後的果汁，既可保留原有的食物纖維及營養素，又可避免血糖快速上升。在份數方面，則以一天2份以內為主（一份約略為一個棒球的大小）。

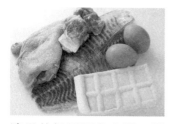

適量的奶蛋豆魚肉類可避免肌肉流失。

● **適量攝取蛋白質食物，保障活動能力**：門診常發現，不少患有糖尿病的老年人因為咀嚼功能不佳，或誤認為豆、魚、肉、蛋會造成血糖飆升高，而不食或少食，卻導致豆魚肉蛋類攝取不足。

日常食物中，奶、蛋、豆、魚、肉類都屬於蛋白質，若都不吃，就會有蛋白質不足的問題發生。長期蛋白質不足，不僅會造成營養失衡，也會導致肌少症（Sarcopenia）的發生，加速肌肉的流失及生活功能的下降。

多項實驗證實每天每公斤體重1.0～1.5克的蛋白質,且平均分配在三餐中,可減少老年人的肌肉流失。但若是合併糖尿病末期腎病變(第四或第五期)的老年患者蛋白質攝取量則建議是每天每公斤體重0.8克。

● **減少脂肪攝取,特別是飽和及反式脂肪**:脂肪酸是構成脂質主要的物質,其骨架是由碳原子串連而成,碳與碳之間若以單鍵連結就是飽和脂肪酸,有雙鍵就是不飽和脂肪酸。不飽和脂肪酸雙鍵兩邊的氫原子若在同一側則為順式,不同側為反式,脂肪分子若含有反式結構就是大家常聽到的「**反式脂肪**」。

人工反式脂肪是加工過的植物油,結構是不飽和脂肪,卻比飽和脂肪更不健康。對於壞膽固醇的堆積、糖尿病、癌症,甚至失智及情緒憂鬱,都會增加風險,所以目前世界衛生組織期望在2025年達到完全停止使用反式脂肪的目標。選購食物時,建議多選擇標示「**0反式**」的食物,也減少外食的油炸食物較安心。

糖尿病病患對於飲食中的膽固醇敏感性較強,調控能力也較差。飲食中總脂肪與飽和脂肪酸含量對血中總膽固醇、低密度脂蛋白的影響是正相關的。故對於肥胖的糖尿病人建議降低脂肪與飽和脂肪攝取(分別建議<30%及<10%總熱量),並儘量避免攝取反式脂肪酸。若是**攝取過量脂肪與反式脂肪,會引起較高的心血管疾病,如心肌梗塞、腦中風的機會**。

營養標示　Nutrition Facts			
每一份量:28公克 本包裝含:10份		每份	每日參考 值百分比
熱量 Calories	152 大卡 Kcal		8 %
蛋白質 Protein	1.3 公克 g		2 %
脂肪 Total Fat	8.7 公克 g		15 %
飽和脂肪 Sat. Fat	7.3 公克 g		41 %
反式脂肪 Trans Fat	0 公克 g		*
碳水化合物 Total Carbohydrate	16.9 公克 g		6 %
糖 Sugars	8.5 公克 g		*
鈉 Sodium	39 毫克 mg		2 %

選擇0反式脂肪的食物,避免壞膽固醇堆積。

在此要特別提醒的是，老年人在以飲食控制糖尿病時，要特別注意有無低血糖的症狀；同時建議配合運動，以免在體重減輕的同時也造成肌肉的流失及體能的下降。

高齡糖尿病適合的運動

很少人知道，隨著年紀增長，身體的組成也會隨之改變。在體重可能沒有明顯變動的情況下，卻是「脂肪越來越多，肌肉越來越少」。從20～70歲，肌肉量整整下降了40%，且隨著年齡增加，肌肉流失的速度越來越快。

這種肌肉量與功能逐漸下降的現象就稱之為「肌少症」，已經有許多研究證實與老年人的生活品質下降，住院率以及死亡率有很大的關聯。重要的是，這樣的現象是可以經由適當的運動訓練逆轉的！因此，**老年人應定期參加肌力鍛練運動，以恢復肌肉組織的功能。**

人體中多餘的血糖會轉變成肝糖儲存，有需要時，再由肝糖轉變成血糖被身體利用。而肝臟與骨骼肌正是儲存肝糖的兩大器官，由此可知，**增加肌肉量有助於病患維持血糖的穩定，也可提升對血糖藥物的反應性。**

中華民國糖尿病學會建議所有糖尿病病患須有每週150分鐘之中等強度體能活動，包括快走、太極拳、游泳（或水中走路）、騎腳踏車（固定式亦可）等訓練心肺耐力的運動，在生活功能可自理的長輩，也可配合計步器與病患日記，以確保這樣的運動可以融合在日常生活中。

老年糖尿病患的運動處方大致包含心肺耐力、平衡能力、伸展能力等訓練，建議和醫師討論後，選擇最適合長輩的運動進行。而不管是哪一種運動，都需要持之以恆（至少需要10～12週以上的時間），才能達到效果，不妨多多鼓勵家中長輩循序漸進地達到目標。如果有家人能夠陪伴老人家固定運動是最理想的。（老年糖尿病患的運動示範請參見第98至109頁）

高齡糖尿病患快樂運動的訣竅

1 不要空腹運動，尤其是注射胰島素或服用口服降血糖藥物後。

2 不要在要運動的肢體注射胰島素，以防血糖下降太快（例如：慢跑／散步前勿注射大腿）。

3 運動前須測量血糖。血糖 100 mg/dl以下，先補充點心再運動，例如喝1杯牛奶或吃1～2片吐司麵包。

4 血糖 70 mg/dl以下或 250 mg/dl以上時勿運動。

◆有血糖狂飆或低下等情況須盡快就醫

對老人家來說，血糖有任何變動都要注意，尤其遇到血糖值一路狂飆或是太低下時都要注意，簡單來說，就是血糖太低或太高時，須馬上處理。此外，若居家血糖控制不穩定，老人家常發生低血糖（<60 mg/dl）與高血糖（空腹血糖> 300 mg/dl）的情形時，建議家人要與醫師討論，是否需要讓老人家住院治療。

出現低血糖症狀先就醫

若長輩出現疑似前述的低血糖症狀，而當下又無法測試血糖時，最好先治療而不要等，記住規則是：「當有疑問時，就治療」，輕微的低血糖若不及時處理，有可能進一發生嚴重的低血糖，進而喪失意識。

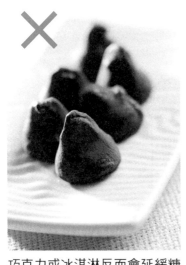

巧克力或冰淇淋反而會延緩糖分吸收。

建議幫長輩準備葡萄糖錠（可至坊間藥房購買）或糖果放在身上，一旦出現低血糖症狀時，可以馬上服用，情況通常可在10～15分鐘內穫得改善。不建議使用巧克力或冰淇淋來治療低血糖，因為巧克力或冰淇淋含大量脂肪，會延緩糖分的吸收。

在治療完後15～20分鐘內應重新測一次血糖，若血糖仍低或症狀並未減輕，可重複治療一次。但若仍未改善或一開始血糖即已經低到意識喪失，建議在初步處理後，送醫觀察。

發生高血糖急症須馬上送醫

高血糖急症可分為糖尿病酮酸血症及高血糖高滲透壓非酮體性昏迷兩種。老年糖尿病患者多以後者為主，血糖多在600mg/dl以上，因為血糖及尿糖太高而導致多尿及嚴重脫水。常伴隨一些誘發因素，例如：感染、中風、急性心肌梗塞、使用類固醇等。因為血糖過高，導致意識逐漸變差，嚴重時甚至會昏迷及休克，必須馬上送醫。

★肌力及阻抗訓練——彈力帶運動

彈力帶的材質類似橡膠材質，伸縮性良好，不受場地或設備限制，是相當普遍的復健輔助治療用具，居家使用也適合。

主要作用 幫助維持上下肢大肌群的力量及功能。

運動原則 ●每個動作維持10秒，並重複做10次。（以不增加身體負擔為準。）

●彈力帶強度以進行運動時，拉至最長時感覺「稍微費力」即可。

●動作宜輕緩，以免因過猛、過快而導致扭傷。

第1式 肩胛骨內收運動

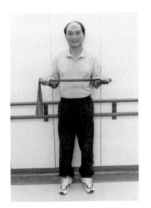
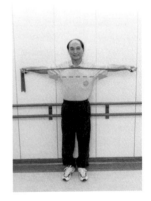

1 站姿，背部挺直，雙腳打開與肩同寬，雙手握住彈力帶兩端，雙手抬高至胸前，手肘向內、向後收，感覺肩胛骨內收。

2 雙手慢慢向外拉開彈性帶，至雙臂完全張開。收回雙手至胸前，重複同樣的動作。

提醒 此動作可採站姿、坐姿進行，建議下肢不穩的長者採用坐姿較安全。

第2式 上肢斜向舉手運動

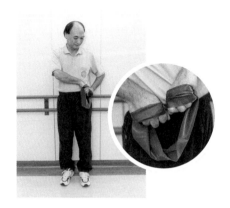

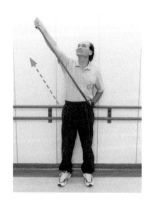

1 站姿，背部挺直，雙腳打開與肩同寬，雙手握住彈力帶兩端，一起放置於左腰側。

2 左手固定於腰側，右臂往右上伸展，視線隨著右手移動。收回右手，換左手，重複同樣的動作。

提醒 此動作可採站姿、坐姿進行，建議下肢不穩的長者採用坐姿較安全。

第3式 手臂前推運動

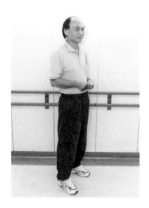

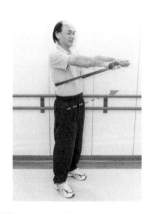

1 站姿，背部挺直，雙腳打開與肩同寬，雙手握住彈力帶兩端，放置於腹部前方。

2 雙手向前伸直並向前推出。雙手收回，重複同樣的動作。

提醒 彈力帶放置的位置必須在脖子以下、腰部以上。

第4式 蹲站運動

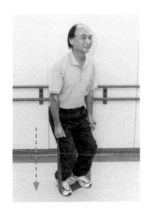

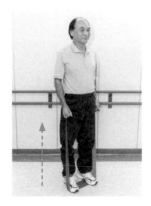

1 站姿，雙手握住彈力帶兩端，繞過腳底，足弓踩在彈力帶中心點，膝蓋彎曲。

2 膝蓋伸直，直立起身。重複同樣的動作。

第5式 髖關節外展及外轉運動

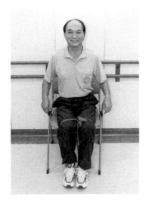

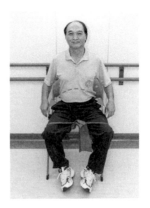

1 坐姿，背部挺直，雙腳併攏，將彈力帶環繞大腿綁好，雙手自然下垂或扶住椅子扶手。

2 雙膝慢慢地往外張開，再併攏。重複同樣的動作。

第6式 髖關節屈曲運動

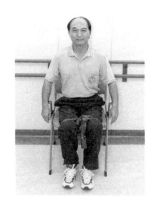

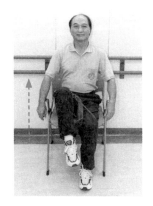

1 坐姿，背部挺直，雙腳併攏，將彈力帶環繞大腿綁好，雙手自然下垂或扶住椅子扶手。

2 右腳慢慢向上抬起、放下。換左腳，重複同樣的動作。

第7式 踢腳運動

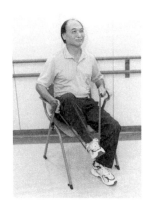

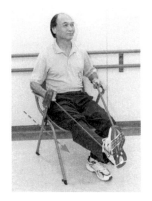

1 坐姿，雙手握住彈力帶兩端，繞過右腳底，足弓踩在彈力帶中心點。
雙手將彈力帶往上拉，膝蓋隨帶子彎曲、上抬。

2 右腳向前踢出，收回。換左腳，重複同樣的動作。

★肌力及阻抗訓練──抬腿運動

抬腿運動可以訓練肌力，在腳踝上綁沙袋增加重量，是加強肌力的重要方式。

主要作用 幫助維持大腿肌肉的力量。

運動原則 ●每個動作維持10秒，並重複做10次。（以不增加身體負擔為準。）

●腳踝處可以綁沙袋，增加肌肉耐力。

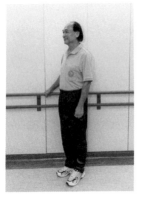

1 站姿，手扶欄杆，雙腳張開與肩同寬。

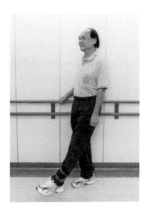

2 抬起左腳、放下，膝蓋保持伸直。換右腳，重複同樣的動作。

提醒 此動作可採站姿、坐姿進行，建議下肢不穩的長者採用坐姿較安全。除前抬腿動作，也可以側抬腿、後抬腿。

★平衡能力訓練

　　糖尿病患可能因神經病變造成平衡感較差，平衡能力訓練有助於減少跌倒的風險。例如：短時間的單腳站立、太極、側抬腿和屈膝等。

主要作用 減少跌倒的風險。

運動原則 ●每個動作維持10秒，並重複做10次。（以不增加身體負擔為準。）

　　　　　 ●所有動作以安全為首要考量，建議手扶椅背、牆面等，以免跌倒。

第1式 腳尖腳跟併攏

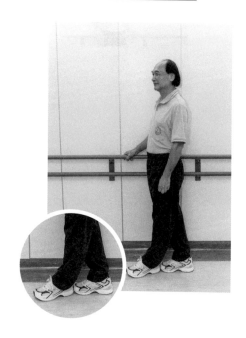

雙腳成直線站立，左腳跟貼著右腳尖維持平衡30秒。完成後，雙腳交換。

提醒 ①閉眼直線站立。
　　　 ②腳跟貼腳尖，沿直線往前行走。

第2式　原地踏步

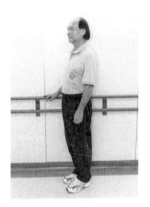

1 站姿，手扶欄杆，雙腳張開與肩同寬。

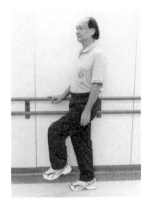

2 右腳站穩，左腳膝蓋抬高至腹部，雙腳交替踏步。

進階動作 拍手踏步

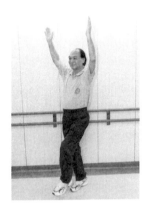

1 雙手向上舉。

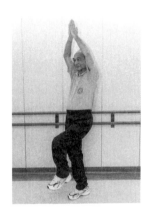

2 配合踏步，雙手做拍闔的動作。

第3式 單腳站立

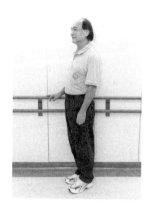 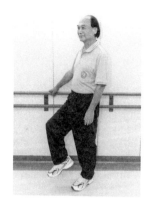

1 站姿，手扶欄杆，雙腳張開與肩同寬。

2 左腳站穩，右腳抬離地面，維持平衡30秒。完成後，雙腳交換。

進階動作 單腳畫圓

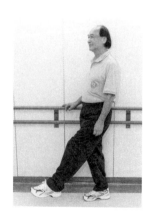 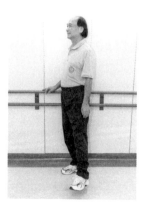

1 閉眼，用單腳站立。

2 單腳站立時，離地的腳畫圓10圈。

★伸展運動

適當的伸展及彈力運動有助於維持身體的柔軟度，並預防傷害和跌倒。

主要作用 **輕度伸展。**

運動原則 每個動作停留5～10秒，重複3～5次。

第1式 雙手上推

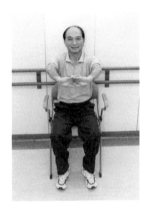 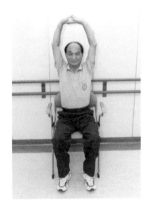

1 雙手交握，將掌心向外翻，手臂向前推出。

2 繼續將手臂往上推出。

第2式 轉身運動

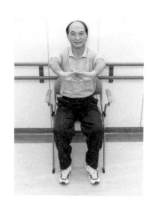

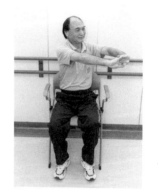

1 雙手交握,將掌心向外翻,手臂往前推出。

2 利用雙手帶動身體,向左右側慢慢轉動。

第3式 雙手摸地

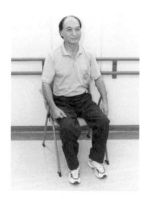

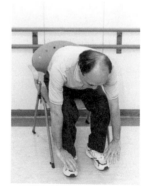

1 坐姿,背部挺直,雙手自然下垂,置於大腿上。

2 身體慢慢地前彎,盡量讓手往下摸到腳踝或地板。

第4式 大腿前側伸展

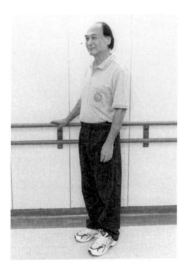

1 站姿,手扶欄杆,雙腳張開與肩同寬。

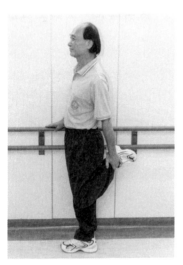

2 左手往後抓住左腳腳背,將腳跟往臀部方向拉動。完成後,雙腳交換。

第5式 弓箭步

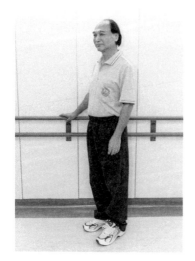

1 站姿，手扶欄杆，雙腳張開與肩同寬。

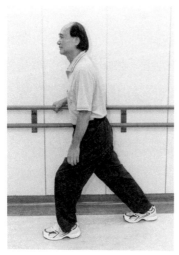

2 做弓箭步，左腳在前持膝蓋打直、腳跟平貼地面，利用左膝蓋彎曲，使胸部前傾至右側後大腿及小腿緊繃。

脖子變粗就是甲狀腺出問題？！

常有人覺得「大脖子」才是甲狀腺的問題，然而「大脖子」只是甲狀腺疾病的其中一種病，還有些甲狀腺疾病，並不會以「大脖子」來表現，所以如有「大脖子」問題，一定要找醫師確定是哪一種甲狀腺問題。如果沒有「大脖子」，卻有本文中介紹的甲狀腺疾病的症狀，也要趕緊找醫師幫您找出正確的病因，進行正確的治療喔！

接下來，會讓大家先認識甲狀腺，了解常見的甲狀腺疾病，然後會知道什麼是甲狀腺功能異常、會有什麼症狀和應該要怎麼治療？什麼是甲狀腺結節？會有什麼症狀和應該要怎麼治療？最後，則介紹高齡甲狀腺病人的飲食應注意哪些重點？相信閱讀完本章之後，您就知道，為什麼甲狀腺疾病不只有「大脖子」了。

◆ 認識甲狀腺

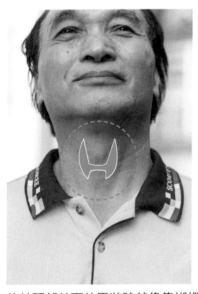

位於頸部前面的甲狀腺就像隻蝴蝶。

甲狀腺位於頸部前面，形狀像是蝴蝶，蝴蝶的兩邊翅膀就是甲狀腺的左右兩葉，是身體裡重要的內分泌腺體。甲狀腺分泌的甲狀腺荷爾蒙對於維持身體的健康非常重要，可以促進人體內各種組織的新陳代謝。

用顯微鏡來看，甲狀腺是由許多濾泡所組成的，每個濾泡像一個中空的球形，在濾泡腔中含有膠體，內儲存有甲狀腺荷爾蒙。它的

內分泌物會直接分泌到血管，藉著血液循環，而作用於身體的其他部位，促進體內各種組織的新陳代謝。

如果缺乏甲狀腺荷爾蒙，心跳會變慢、心包膜腔（包住心臟外面有一層膜，所形成的空間）會積水、腸胃蠕動會變差、腹脹、便秘、貧血、反應遲鈍、比較怕冷、皮膚容易乾燥、容易覺得疲倦，若是小孩子則可能演變成呆小症，如不處理，嚴重的話，會造成黏液水腫性昏迷而死亡。

◆常見的甲狀腺疾病有哪些？

根據前臺北榮總新陳代謝科林宏達主任所著作的衛教資料指出，依據甲狀腺功能及腺體是否腫大，甲狀腺疾病可統分為：(1)甲狀腺功能異常、甲狀腺無腫大，(2)甲狀腺功能正常、甲狀腺腫大，及(3)甲狀腺功能異常、甲狀腺腫大等三大類。

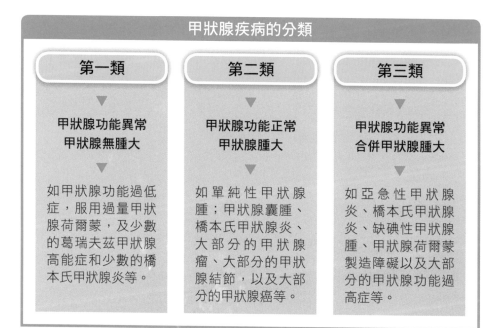

甲狀腺疾病的分類		
第一類	第二類	第三類
▼	▼	▼
甲狀腺功能異常 甲狀腺無腫大	甲狀腺功能正常 甲狀腺腫大	甲狀腺功能異常 合併甲狀腺腫大
▼	▼	▼
如甲狀腺功能過低症，服用過量甲狀腺荷爾蒙，及少數的葛瑞夫茲甲狀腺高能症和少數的橋本氏甲狀腺炎等。	如單純性甲狀腺腫；甲狀腺囊腫、橋本氏甲狀腺炎、大部分的甲狀腺瘤、大部分的甲狀腺結節，以及大部分的甲狀腺癌等。	如亞急性甲狀腺炎、橋本氏甲狀腺炎、缺碘性甲狀腺腫、甲狀腺荷爾蒙製造障礙以及大部分的甲狀腺功能過高症等。

◆ 甲狀腺功能異常

甲狀腺功能異常可分為低下及亢進兩種。**甲狀腺功能低下**就是甲狀腺機能不足，主要是甲狀腺荷爾蒙不足或缺乏所造成，絕大部分是由於甲狀腺本身造成的（原發性甲狀腺低能症），少數是因腦下垂體前葉分泌甲狀腺促素（TSH）缺乏（繼發性甲狀腺低能症）或腦部下視丘分泌一種名為甲狀腺釋素（TRH）的荷爾蒙缺乏（再發性甲狀腺低能症），引起甲狀腺功能低下。

甲狀腺亢進就是甲狀腺機能過高，主要是甲狀腺荷爾蒙過度分泌所造成，最常見的原因是葛瑞夫茲病（高達90%），其次為自主性高能甲狀腺結節、甲狀腺炎和服用過量甲狀腺荷爾蒙或含碘物質，至於其他原因引起的就很少見。

甲狀腺功能異常的症狀

● **甲狀腺低能症**：許多時候，老年人甲狀腺低下的症狀並不明顯，可能只出現了容易疲倦、情緒低落、提不起勁，以及認知功能減退等症狀，並且因為病程進展緩慢，所以很容易被忽略，所以要特別注意，尤其是過去曾做過甲狀腺切除手術或放射碘-131治療的老年人，更是甲狀腺機能低下的高風險群。一旦缺乏甲狀腺荷爾蒙即可能會出現以下症狀：

1.**心臟**：心跳變慢，心包膜腔積水。

2.**腸胃道**：蠕動變差，導致消化不良、腹脹便秘。

3.**骨髓**：造血機能降低而導致貧血。

4.**小孩**：會長不高，智力發展遲緩，造成所謂的「呆小症」。

5.**成年人**：反應變遲鈍，出現類似憂鬱或認知功能下降的狀態。

●**甲狀腺高能症**：甲狀腺機能亢進主要以體內新陳代謝過快的症狀為主，典型症狀包括緊張、多汗、怕熱、心跳加速、體重減輕和甲狀腺腫大等，長期來說，會造成骨質疏鬆的問題。但不是所有的老年人都會出現這些典型症狀，有些病人只出現了體重減輕、心律不整（多以心房顫動為主），甚至心臟衰竭等症狀。美國前總統老布希，就是在慢跑時因為心律不整暈倒後，才發現有甲狀腺亢進的問題。

甲狀腺功能異常的治療

甲狀腺低能症的治療比較簡單，補充口服甲狀腺素（即合成的甲狀腺荷爾蒙）即可，但對老年病人宜由小劑量開始，而逐漸增加；而機能亢進的治療較複雜，包括：口服抗甲狀腺藥物、放射性碘治療，以及外科手術進行甲狀腺切除。

●**抗甲狀腺藥物治療**：診斷後，至少必須服用抗甲狀腺藥物，抑制甲狀腺荷爾蒙的合成，治療期間約1～2年，其中有約三分之一的患者在停藥後可以痊癒，其餘50～70%會再發病，復發率高達約50%，再發病時間從1個月到數年不等，復發的原因可能是多方面的，但有的學者認為和高碘攝取有關。

最常見的副作用為皮膚搔癢或皮疹，可合併使用抗組織胺後使用，若狀況仍未改善則需換藥；極少數患者會有肝功能異常、膽汁滯留性黃疸、白血球過低的副作用，因此治療過程中建議要定期回診，追蹤相關指標。

●**放射性碘治療**：放射性碘在臨床上已使用數十年，其輻射劑量相當於大腸X光鋇劑造影，在國外亦廣為使用。其原理是利用放射性碘口服進入人體後，聚集在甲狀腺，而其輻射線會破壞甲狀腺細胞，使甲狀腺素分泌減少。大部分的患者只須服用一

次，即有不錯的效果。通常藥物治療效果不理想，副作用太大、不願意吃藥或經常忘記用藥的病人，就可以考慮放射性碘治療。

主要副作用是因甲狀腺破壞過多，而造成甲狀腺低能症。前2年，約五個病人會有一位發生，之後每年約一百個病人有三位會發生（機率約3%），此時，就需要終身補充口服甲狀腺素。

● **外科手術治療：**可以用外科手術治療甲狀腺高能症的情形包括：很大的甲狀腺腫、有合併甲狀腺結節、抗甲狀腺藥物過敏，以及不願採用放射碘治療的病人。但開刀拿走部分的甲狀腺後，剩下的甲狀腺仍有可能出現問題。

手術主要的合併症為甲狀腺低能症、副甲狀腺低能症和聲帶麻痺（在有經驗的外科醫師手術下，發生副甲狀腺低能症和聲帶麻痺的風險極低）。目前，在抗甲狀腺藥物和放射碘治療的普及下，使用手術治療的機會已逐漸減少。

◆ 甲狀腺結節

透由理學檢查發現，成年人口中約有4～10%的人有甲狀腺結節的問題；若分析健康檢查甲狀腺超音波的資料，比例甚至高達30～40%。

甲狀腺結節的症狀

大部分的甲狀腺結節除非已經造成甲狀腺機能亢進，否則表現出來的症狀並不明顯，其他可能的症狀包括：結節內的血管破裂出血造成疼痛，或是有少數患者因甲狀腺結節過於腫大，造成壓迫氣管或食道，影響呼吸或造成吞嚥困難或異物感。

甲狀腺結節的原因及診斷

造成甲狀腺結節的原因很多，雖然惡性的比例的確隨著年齡而上升，但大部分研究都顯示良性結節占了95%以上，包括：結節性甲狀腺腫、腺瘤、慢性甲狀腺炎，或是甲狀腺舌管囊腫等。

通常醫師會配合甲狀腺超音波及相關抽血的結果，決定是否需要細針抽吸檢查（在超音波導引下，用一根細針抽取甲狀腺結節的細胞來化驗其為良性或惡性），準確性可達95%。另外，也可能需要配合甲狀腺核子醫學掃描作進一步診斷。

若是化驗結果是良性，將來變惡性的機會很小，但也有很小的機會可能是細針抽吸未抽中惡性細胞，因此仍須定期追蹤，以確定有無變化。

不過，就算檢驗結果是惡性的甲狀腺癌，大部分的患者也不須像得了其他癌症一樣地恐慌，有一半以上的甲狀腺癌只要早期診斷，早期治療都是可以治癒的。

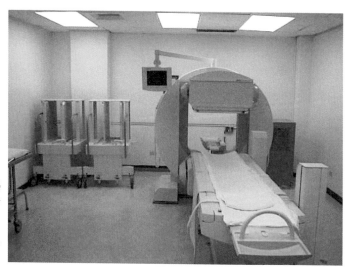

配合甲狀腺核子醫學掃描，有助於進一步診斷病情。

資料來源：臺北榮總核子醫學部提供。

甲狀腺結節的治療

良性的甲狀腺結節只要定期追蹤，或是視情況給予口服甲狀腺素來抑制甲狀腺繼續腫大即可。若確診是甲狀腺癌的話，建議要盡快開刀，並視侵犯的程度決定是否需要接受放射碘-131的治療。

因口服甲狀腺素過量，可能增加骨質疏鬆或心律不整的風險，因此對於可能本來就有這些問題的老年人使用上更須小心，必須定期監測甲狀腺功能，以決定最適合的藥物用量。

◆ 老年甲狀腺病人的飲食重點

甲狀腺機能低下或亢進都對老年人的生活品質以及健康有很大的影響，雖然治療效果好，但若控制不佳，其實還是有危及生命的可能，絕對不能輕忽，必須提醒長輩要配合醫師，好好地治療。

單純甲狀腺結節而無合併甲狀腺功能異常的患者，除了避免攝取高碘食物，如海帶、紫菜、髮菜等，並無特別的飲食限制。

甲狀腺機能異常的病人飲食上更需要特別注意，例如亢進的病人要避免攝取高碘食物，因為碘是製造甲狀腺荷爾蒙的原料，限制碘的攝取，才能抑制甲狀腺荷爾蒙的製造，要多多攝取含有可以抑制甲狀腺機能化學物質的十字花科蔬菜與可以補充鉀的水果。至於甲狀腺機能低下的患者容易有便秘問題，所以要特別注意膳食纖維與水分的補充與攝取。

甲狀腺病人的飲食宜忌

甲狀腺機能亢進		
應避免食用	高碘食物	海帶、昆布、紫菜、海藻、草莓、含碘食鹽、海產類
	咖啡因飲料	咖啡、茶葉、可可、巧克力、可樂
	加工食品	香腸、臘肉、貢丸、泡麵、泡菜、罐頭、蜜餞、過度加工的素料
建議食用	十字花科蔬菜	芥蘭、油菜、高麗菜、花椰菜、包心白菜、白蘿蔔、花生、樹薯、黃豆等
	高鉀水果	柑橘類、香蕉、番茄、楊桃、香瓜、葡萄等

甲狀腺機能低下		
應避免食用	十字花科蔬菜	芥蘭、油菜、高麗菜、花椰菜、包心白菜、白蘿蔔、花生、樹薯、黃豆等
建議食用	高膳食纖維	蘆薈
	酵素	
	加碘食鹽	低鈉鹽

資料來源：中華民國內分泌學會。

◆ 老年甲狀腺病人的生活照護重點

　　高齡甲狀腺病人的生活照護重點，主要在於維持正常範圍內的甲狀腺功能，注意飲食均衡，如有出現甲狀腺亢進症或低下的症狀時，應就醫檢查是否有功能異常的情況，並依醫師建議進行治療及追蹤。

　　經常量測血壓、心跳、體重，並注意是否有較大的變化，亦可以知道高齡甲狀腺病人，是否甲狀腺功能已有異常現象；另外，每天洗臉時，觀察自己的頸部，是否有異常腫大，或摸到異常腫塊，也是就醫的警訊喔！

　　當然，維持良好的生活習慣、不抽菸、能夠每天運動20～30分鐘、注意預防跌倒，並且有問題就尋求醫護人員協助，不聽信沒有科學根據的廣告，而去服用來路不明的食品，才是長保健康的好方法。

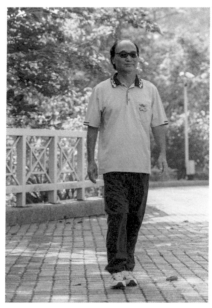

每天固定運動20～30分鐘常保健康。

老年人常見的腦血管疾病
──腦中風、頸動脈狹窄

文／梁志光（高雄榮總高齡醫學中心主治醫師／內科部神經科主治醫師）

　　根據內政部初步估計，民國101年國人零歲平均餘命（即平均壽命）為79.5歲，男性為76.2歲，女性為83.0歲，而腦血管疾病所造成的死亡率，雖然從過去的第二位往下降，但仍高居台灣十大死因的第三名。

腦中風是老年失能的元凶之一

　　腦血管疾病是由於供應氧氣與養分的腦部血管發生病變，產生腦部組織缺氧壞死，因而引起神經功能障礙，一般稱為「腦中風」，而臨床上一般可以分為暫時性腦缺血、腦梗塞與腦出血三大類。依台灣自行研究資料顯示，所有中風患者中約六～七成為缺血性腦梗塞，三成為腦出血。

腦中風的種類	
暫時性腦缺血	●腦部產生暫時性的血流供應不足產生缺血，而導致暫時性的神經症狀。 ●症狀於24小時內會完全恢復。
腦梗塞	●腦部血管因血栓或栓塞導致血流供應不足，產生永久性的腦部組織缺血，而導致永久性的神經功能障礙。
腦出血	●腦部血管破裂，產生血塊壓迫正常腦部組織，而產生神經功能障礙。

民國101年因中風死亡人數計11,061人，平均每天有30人死於中風，相當於每 48 分鐘就有1人死於中風，因此腦中風在台灣是相當常見的一個疾病。

根據國內研究統計顯示，35歲以上的成年人的腦中風發生率，女性約每年3.3/1000，男性則為每年4.7/1000，而針對50歲以上的資料顯示，每年發生率為5.27/1000，而50歲以上第一次發生中風後一個月死亡率約為24.5%，而若是復發性中風患者，死亡率更高達60%。

◆ 腦中風的症狀

隨著致病的原因不同，腦中風的症狀表現也有所不同，**最常見者為腦梗塞所導致的中風，此類中風出現後常會有持續惡化的情形，常見於睡夢中發作，睡醒時發現症狀的出現**，而腦出血型的中風常見於活動中，如情緒激動時、運動時或白天活動時期。

腦中風的主要症狀

☑運動功能障礙　　　　☑感覺功能異常

☑平衡協調能力受損　　☑語言功能異常

☑視覺功能缺損（視力模糊、視野缺損、複視等）

☑突發認知功能障礙　　☑突發性意識改變　　☑劇烈頭痛

■ 腦中風的臨床表現

- ☑ 突發性單側或雙側肢體無力
- ☑ 肢體不聽使喚
- ☑ 嘴歪臉斜
- ☑ 口齒不清
- ☑ 同側臉部或手腳肢體麻木
- ☑ 無法口語表達
- ☑ 溝通障礙
- ☑ 流口水
- ☑ 吞嚥困難
- ☑ 眩暈
- ☑ 頭痛
- ☑ 步態不穩
- ☑ 個性改變
- ☑ 躁動不安
- ☑ 記憶喪失
- ☑ 冷漠
- ☑ 大小便失禁

※臨床上出現上述表現，均須立即就醫做確認診斷是否為急性中風。

　　當患者發生中風症狀時，隨著中風發生部位產生不同的症狀表現，當出現症狀時不可輕忽，要及時就醫，以獲得及時的診斷與處置。

◆腦中風的診斷

　　當出現疑似中風的症狀時，宜盡速就醫，醫師會安排病患進行血液學檢查、尿液檢查及心電圖檢查等，以排除因貧血、感染或低血糖等問題所導致類似中風的症狀；此外，也會安排腦部電腦斷層攝影或核磁共振攝影檢查，以輔助診斷中風類型及確認中風位置與嚴重性。

　　若懷疑為腦部血管動脈瘤或頸動脈血管狹窄或阻塞時，必要時，還要進一步做腦血管攝影檢查或腦血管超音波檢查。

◆迅速而正確的處置才能免於中風絕境

急性中風因為必須快速診斷與處置，以降低後續失能程度，因此多數症狀發生後，應立即尋求急診醫療或神經內科醫師協助。但若症狀較為不易判斷或是症狀已經持續數天者，可就近及時至附近基層醫療院所先尋求協助鑑別診斷，來判斷是否需要轉診協助。

盡速就醫，搶救黃金期

「及時」且「快快快」是中風治療最重要的原則，建議要熟記美國心臟學會與美國神經學會所大略區分的中風五大類症狀，當突發性的出現這五種症狀時，千萬不可輕忽，應於症狀發生後直接至醫院急診室就診，並明確說明發生症狀與發作的明確時間，提供醫師參考，以取得黃金治療期。

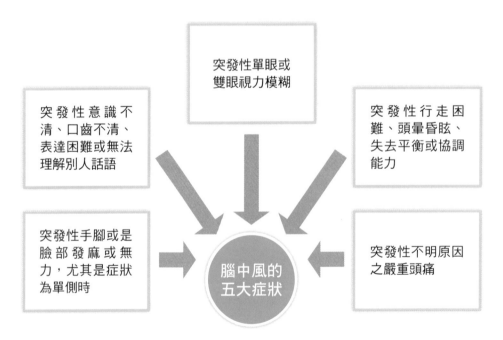

突發性單眼或雙眼視力模糊

突發性意識不清、口齒不清、表達困難或無法理解別人話語

突發性行走困難、頭暈昏眩、失去平衡或協調能力

突發性手腳或是臉部發麻或無力，尤其是症狀為單側時

腦中風的五大症狀

突發性不明原因之嚴重頭痛

資料來源：美國心臟學會與美國神經學會。

提供醫師詳細的病人病史

除了盡快就醫外，詢問病史是醫師診治的重要步驟，病人與家屬必須提供臨床醫師「**足夠的**」且「**明確的**」資訊，讓醫師能快速做鑑別診斷，儘量避免模糊不清與曖昧不明的敘述，例如：「我猜……」、「應該是……」等說法。

雖然遇到事情發生時會驚慌，但若能提供醫師足夠的訊息，對於中風的診治是有很大助益的。

家屬應主動提供醫師病人的詳細訊息

1 症狀發生的時間點，是突然發作，還是慢慢發作？

2 症狀是持續惡化、維持不變或已經改善？

3 明確地陳述發生的症狀。

4 提供病人的慢性疾病資料，尤其是心臟病、心律不整、糖尿病、高血壓或高血脂等心血管疾病常見的危險因子。

5 提供病人日常使用的藥物名單與過往藥物過敏病史。

◆腦中風的常規治療原則

除了腦部出血或梗塞的問題外，腦中風還可能引發呼吸道不暢通、吸入性肺炎、吞嚥困難，導致營養攝取不足與頻繁嗆到、急性尿滯留與尿道感染等狀況，均須按照病情，給予適當的照護與治療。

123

把握黃金3小時

　　急性中風的診斷最重要的是確認中風類型，若確認診斷為**梗塞性腦中風**，即必須在中風症狀發生3小時內的黃金期，針對適合的病患給予血栓溶解劑藥物治療，可以提升約30％症狀改善的機會，能夠有效減少中風所導致的神經功能障礙。出血型與暫時性腦缺血沒有特殊的黃金3小時，暫時性腦缺血也須緊急就醫，但症狀通常很快改善因此也常用不到血栓溶解劑。

　　血栓溶解劑治療本身亦會增加出血風險，因此使用時須注意患者年齡介於18～80歲之間，且為非腦出血性中風，並需要排除對藥物過敏、血壓過高、血小板過低、血糖過低或過高，以及過去10天內曾動過大手術或有嚴重創傷等特殊狀況，才能施打。

避免加重神經損傷的程度

　　除血栓溶解劑外，治療的目標主要是避免再次發生中風，因此醫師常會給予血小板抑制劑（如阿斯匹靈等）與抗凝血劑（如Warfarin）等；若合併腦壓上升，則給予降腦壓藥物，避免出現腦水腫壓迫，且同時也要注意避免因便秘與排尿困難等造成腦壓升高的行為。

治療目標為預防再中風

　　急性期治療的同時，必須控制高血糖、高體溫與高血壓等狀況，避免加重急性中風之神經損傷程度。然而，血壓控制於急性期可放寬治療目標，醫師也會根據臨床狀況調整，避免過度降低血壓而影響腦部血流灌注不足，導致缺血區域擴大。

　　然而，若是出血性腦中風，則會經醫師評估是否需要施行手術取出血塊，若排除手術需要，則治療原則主要針對血壓控制與出血原因處理以避免二次出血。

　　經過急性期，進入**穩定期**後，治療重心便轉移至預防再次中風，因此醫師會評估導致中風的危險因子（如高血壓、糖尿病、高血脂、頸動脈狹窄、心律不整、抽菸、酗酒等），並給予適當的控制，以降低再次中風的風險。

　　恢復期則以復健療程為主，一般復健黃金期為6個月至1年。

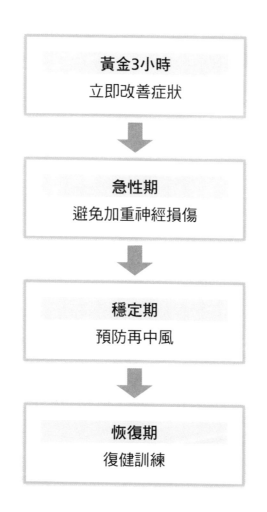

黃金3小時
立即改善症狀

↓

急性期
避免加重神經損傷

↓

穩定期
預防再中風

↓

恢復期
復健訓練

◆ 良好的醫病溝通是復原的關鍵

　　當就診後診斷確認是中風時，醫師會先告知病患中風的原因為何，然後說明後續處理原則，大多數的中風為腦血管梗塞或是出血性腦中風兩種病因之一。

　　家屬也可以直接詢問醫師治療的原則與方向，例如：這次中風的危險性有多高、危險期多長、後續症狀的變化情形、是否會有併發症與需如何避免、後續恢復期要如何治療、如何照顧中風的家人等。

　　除了上述原則性的討論外，醫師還會針對特殊情形予以說明，例如急性期血壓與血糖的控制標準，患者是否需要鼻胃管灌食與尿管導尿等。

　　若為出血性腦中風，診治時常會同時會診神經外科醫師，確認是否需要手術治療，手術治療是出血性中風的選項之一，與醫師討論時，須明確了解手術風險與預期預後，才可以作為是否決定手術的參考。

　　中風急性期治療常需要緊急處置，因此需要詳細與醫師做詢問與討論，了解後，才能決定是否要給予血栓溶解劑或是手術治療等，若想諮詢第二意見時，就要先考量是否會導致病情延遲；而當進入中風穩定期與後續復健恢復期時，能與醫師良好溝通配合是相當重要的關鍵，若無法和醫師建立良好關係的話，可尋求第二個諮詢醫師，但需要取得前一次的中風治療過程與目前治療方向的病歷資料，供第二位醫師參考。

中風後，除了少數使用血栓溶解劑治療的患者外，多數患者治療目的為避免再次中風，而非治癒當次的中風問題。然而，當次中風所導致的後遺症需要一段復健療程的治療恢復期，因此病人必要與主治醫師建立良好溝通與較好的醫囑遵從性，對患者才有最大的助益。

◆藥物整合，居家控制更好

高齡的腦中風病人常常伴有多重疾病，並常因此導致出現多重藥物使用的機會，藥物種類過多也會導致藥物服用錯誤機率上升與藥物交互作用及不良反應機會增加，因此注意其身體有無任何不適與對藥物的反應很重要，在回診時可以提供醫師調整藥物的參考。另外，在病情穩定的情形下，透過固定醫師整合所有藥物也是一個可以考慮的方向。

注意有無任何出血症狀

為預防腦血管疾病，長期藥物處方是必須的，因此有適當的藥物遵從性才能達到預防中風的目的。藥物治療中最重要的為預防中風的血小板抑制劑（如阿斯匹靈）、抗凝血劑（如Warfarin）及降血壓藥物。

使用血小板抑制劑與抗凝血劑時，必須注意病患是否有出血的症狀，例如：牙齦出血、腸胃道出血（如黑便或血便等）、血尿與皮膚淤青等，若有這些症狀時，即必須與醫師討論是否換藥或停藥，而抗凝血劑藥物則須規則監控血液中的藥物濃度，必要時調整劑量，來避免出血風險。

備妥用藥紀錄幫助醫病溝通

　　由於腦血管疾病屬於長期慢性病之一，醫師多數會開立慢性處方籤，因此回診時間多為2～3個月，不過有些長者可能因為中風後遺症導致行動不便，而不願回診，因此回診時如果有身體不適與藥物不良反應的相關紀錄，就更好與醫師溝通了。

　　此外，某些降血壓藥物會導致下肢水腫或是咳嗽等症狀，而藥物劑量過高也會導致低血壓或是姿勢性頭暈，有時也會有昏厥症狀，因此都需要詳細記錄，以提供醫師作為調整藥物的參考。

　　若因病情需要而調整用藥，須避免要求醫師開立處方籤，按時回診，以減少調藥後有出現不適時不易追蹤不良反應的狀況。

常規血液檢查預防復發

　　除了藥物控制外，腦血管疾病常會伴隨糖尿病、高血脂與心臟病等慢性疾病，這類疾病的控制也會影響腦血管疾病的復發率，因此需要常規進行血液檢驗。但若需要接受空腹血糖與血脂肪（尤其是三酸甘油脂）檢驗時，需要空腹8小時再進行抽血，且檢驗前也不能服用藥物，但需準備餐點，於檢驗後服用完飯前藥物後，馬上服用餐點，以避免低血糖症狀的產生。

疏通頸動脈狹窄，預防腦中風

PART 1
認識老年篇

PART 2
個案故事篇

PART 3
疾病照護篇

PART 4
居家生活照護篇

腦部供應血流灌注的主要來源為前半部的總頸動脈與後半部的基底動脈，總頸動脈會二分為內、外頸動脈，內頸動脈再分支為前、中大腦動脈，負責大腦前三分之二的血液循環。

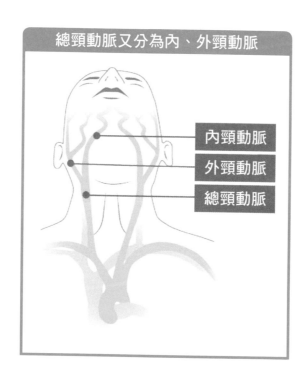

總頸動脈又分為內、外頸動脈

內頸動脈

外頸動脈

總頸動脈

◆頸動脈狹窄的原因

造成頸動脈狹窄的主要因素是粥狀硬化斑塊沉積於血管內膜，導致內膜增厚，進而逐漸阻塞血管或因血管壁血栓剝落，造成末端血流灌注不足，因而產生缺血性中風，因此與暫時性腦缺血與腦梗塞關係密切。**頸動脈狹窄程度越高，發生缺血性腦中風的危險性也越大。**

　　而**男性且長期患有高血壓、糖尿病、高血脂、心臟血管疾病及有家族相關病史者，為頸動脈狹窄症之高危險群**，可經由頸動脈超音波檢查、電腦斷層與磁振造影腦動脈攝影檢查來診斷確認阻塞的程度。

◆頸動脈狹窄的治療

● **藥物治療**：例如阿斯匹靈等口服抗血小板藥物或抗凝血劑並無法將頸動脈內膜硬化斑塊溶解。

● **手術治療**：針對頸動脈狹窄程度大於70%者，可考慮進行頸動脈內膜切除術或頸動脈支架置放術來增加血管內徑，進而提升血流灌注量，但仍須經醫師詳細評估是否符合此類侵入性治療方式，此外，積極控制高血壓、高血脂與糖尿病等心血管疾病風險仍是降低血管狹窄的重要的治療原則。

腦血管疾病的照護重點

PART 1 認識老年篇

PART 2 個案故事篇

PART 3 疾病照護篇

PART 4 居家生活照護篇

中風後常導致日常生活功能障礙，造成生活上需要家人的協助，而照顧過程也常造成許多併發症，如肺炎、泌尿道感染、褥瘡、腸胃道出血、跌倒與骨折等，因而除藥物治療外，如何協助照顧病人與避免併發症也是需要與醫師諮詢與討論的重要項目。

◆日常生活的照護

定時翻身與拍痰

定時翻身是預防褥瘡最重要的方式之一。中風後，患者常會伴隨著一側肢體無力的情形，而造成翻身或起身困難，導致長時間坐立或臥床情形，常見於薦椎位置、髖部、膝蓋與腳踝外側、肩膀與耳朵處產生褥瘡，因此定時翻身，避免身體組織長期受到壓迫，可降低褥瘡風險。

一般而言，原則上需2個小時就協助病人改變姿勢或翻身一次，但進食後半小時內不宜翻身，以免產生噁心與嘔吐症狀。必要時，可以使用氣墊床或是脂肪墊等工具協助。

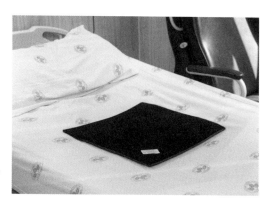

脂肪墊是協助翻身、防褥瘡的好幫手。

此外，於**翻身**時可以配合做背部叩擊拍痰，這個動作可以將濃稠而附著於支氣管壁上的痰液拍落或拍散，以利咳出，但一樣須避免在進食後半小時之內執行叩擊。

協助移位

移位對中風病人是一種非常重要的復健運動。正確的移位方式，可使病人有良好的安全感，能使看護者減輕勞力，並提高病人的身體柔軟度與活動能力。

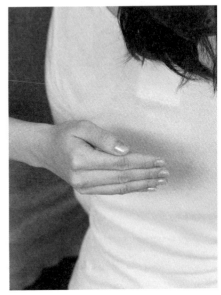

拍痰時，要五指併攏，彎曲成杯狀。

★中風病人的移位方式

移位方式　由床上坐起

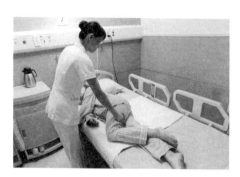

1 先令病人翻向健側。

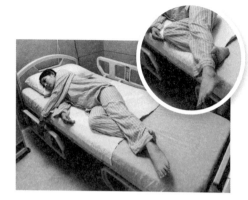

2 以健側好腳將患側壞腳移到床沿下。

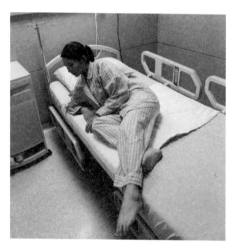

3 以健側好手將上身慢慢撐起。

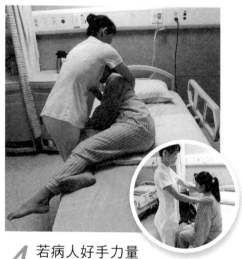

4 若病人好手力量不夠時，照顧者可幫忙推其上身，直到上身保持正直為止。

移位方式　由床邊移位到輪椅

　　病人欲從床邊移位至輪椅時，原則上是將病人健側靠向輪椅，並成約45度夾角，照顧者則位在病人的患側，給予適當的幫助與支撐。

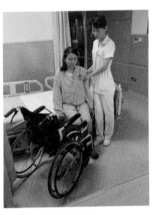

1 病人先從床沿坐立起來。將輪椅靠近病人的健側，並與床沿約成45度角。將輪椅煞車，並將輪椅腳踏板移開。

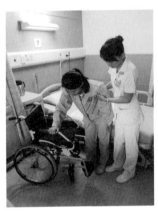

2 病人以健側好手撐著輪椅扶手，並彎腰，然後慢慢站立起來。

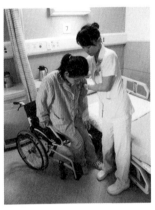

3 病人以好手撐著對側扶手，然後轉身慢慢坐在輪椅上。

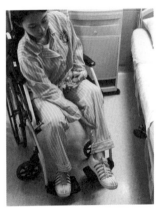

4 病人以好手協助壞腳，將壞腳放在腳踏板上。

移位方式　　**由輪椅移位到床邊**

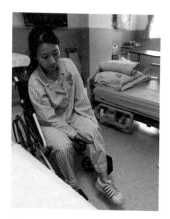

1 病人先將輪椅駛向床沿，並以健側靠向床邊而使輪椅與床沿成45度角，然後將輪椅煞車，以好手或好腳將壞腳移出腳踏板並移開腳踏板。

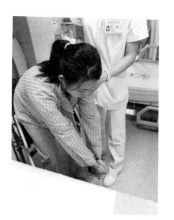

2 病人可以健側好手撐著輪椅扶手，然後慢慢站立起來。

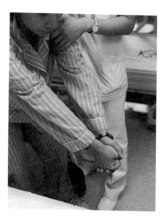

3 病人亦可以雙手合攏，然後彎曲並慢慢站立起來。

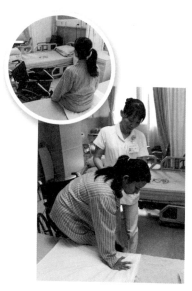

4 以好手扶著床沿，然後病人慢慢轉身坐下來。

使用輔具

　　中風後，使用適當的輔助器具，可增加其病患功能活動執行能力，或降低達成功能活動之周遭環境需求，以期病患可以獨立操作功能活動，達到獨立自主的目的。

中風病患常使用的復健治療輔具

肩關節懸吊帶

中風病患於患側上肢軟癱肌肉無力期，一般會伴隨有肩關節半脫位情況，可以藉由肩關節懸吊帶輔助固定較適當的位置，避免半脫位情況更嚴重，同時也提醒病患與家屬好好照顧患側。

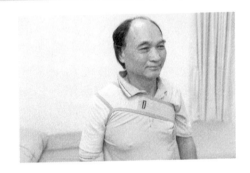

擺位副木

針對病患各種不同狀況，可以使用不同的姿勢擺位副木，來作一個良好的擺位。

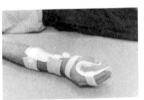
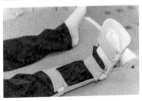

單點手杖與四點手杖

適用於單側偏癱（健側使用）、單側上肢運動控制功能較佳的病患身上。

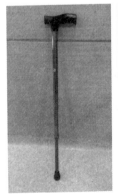
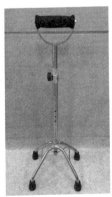

助行器

常建議雙側上肢運動控制功能較佳。主要使用目的在於幫助維持平衡或下肢承重，但迴轉空間要較大。

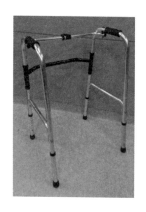

輪椅

急性期或神經運動狀況恢復不良，移行上，無法使用上述輔具以立姿行走時，可以考慮使用輪椅。

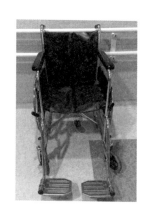

病床

建議病床的上半段（頭部）與下半段（下肢）應當是可以調整角度的。

整張病床的高度應該可以調升與調降，可協助提供不同的姿勢擺位，以方便不同的照顧者照顧。

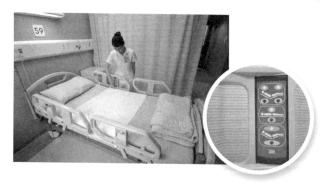

氣墊床

建議氣墊床的充氣管是單管獨立的，單管破損時可獨立更換。

氣墊床須具有自動充氣與排氣功能的壓力調整功能，輪流調整氣墊床每支充氣管的壓力，使病患受壓面輪流受壓與減壓，以免發生褥瘡。

◆飲食營養與進食的照護

中風後除肢體無力外，同時常有口齒不清與吞嚥困難的情況，而影響進食，也常併發吸入性肺炎。此外，因為吞嚥障礙，對於乾硬的固態食物常無法嚥下，所以也會有營養不均或進食不足的問題。

營養不良是導致中風後功能復健回復不佳與常產生併發症的主要原因之一，因此需要整合式的照護，除醫療上的吞嚥與語言訓練外，也需要營養師的諮詢與協助調整食物質地，如細碎飲食（將肉類及蔬菜等食物剁細或切碎食用）或細泥飲食（食物類似「布丁狀」沒有顆粒）。

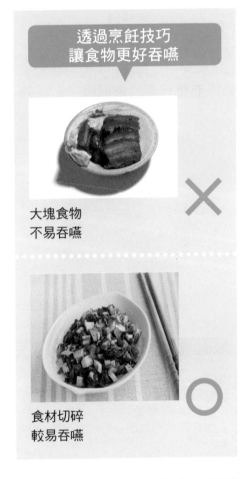

透過烹飪技巧
讓食物更好吞嚥

大塊食物
不易吞嚥 ✕

食材切碎
較易吞嚥 ○

如果有吸入性肺炎的高風險時，則須考慮使用管灌飲食，管灌飲食除可避免嗆食外，也可提供均衡與適量的營養來源。

◆復健照護

腦中風病發後的6個月是復健的黃金時期，運動能力恢復最快，因為中風所產生的各項失能與障礙可能於這段時間內逐漸恢復，但恢復狀況得視個人腦部損害的位置與大小來決定。

急性期復健治介入的時間，栓塞性中風約為發生後的第3～5天，而出血性中風則約為1週。可分為三階段：

- **急性期**：生命象徵已穩定超過24小時後，就可開始在病床上翻身及做肢體關節運動，可防止褥瘡及關節僵硬的發生。

- **亞急性期**：約中風發生後1週至數月間，治療目標在促進神經修復或重新整合、訓練日常生活功能，減輕照顧者負擔並增加患者的獨立。

- **慢性期**：約中風後數月至年餘，治療目標將患者的剩餘功能發揮到最大，這須由職能治療師協助，了解患者基本日常生活所需的能力，運用輔具與剩餘的神經功能，客製化的協助患者維持所需的基本生活功能，並增進生活品質，這部分須透過與治療師密切溝通來達成。

腦中風復健3階段

急性期

開始復健時間	復健動作	作用
生命徵象穩定24小時後	翻身、肢體關節運動	預防褥瘡及關節僵硬

亞急性期

開始復健時間	復健目標	作用
中風後1週至數月間	促進神經修復、訓練生活功能	減輕照顧者負擔、幫助患者獨立

慢性期

開始復健時間	復健目標	作用
中風後數月至年餘	維持目前神經功能、發揮剩餘功能以維持生活能力	幫助患者獨立、增進生活品質

復健治療的領域主要分為物理治療、職能治療與語言治療三種。

● **物理治療**：對於有運動困難、步態異常或平衡失調等問題的病人可協助重建運動功能（肌耐力、平衡、協調）及步行能力。

● **職能治療**：日常生活訓練，例如：進食、衛生、穿脫衣物等自我照顧活動、副木、支架製作、輔具評估與訓練。

● **語言治療**：矯正語言障礙，例如失語症的病人，利用溝通輔具，給予口語和理解表達之訓練；針對吞嚥功能障礙予以治療。

◆ 管路照護

鼻胃管

急性期時，腦中風患者常會有意識障礙或吞嚥困難的情形，為避免發生吸入性肺炎，會從鼻孔插入一條鼻胃管至胃部，直接把食物及水分灌入，以維持營養需求，每日護理人員都會更換鼻胃管膠布，並確定插入的深度（一般插入的深度約50～60公分）。

鼻胃管分為普通及矽質兩種材質，醫師會視病患需要作選擇。置放鼻胃管的患者常因不適或意識欠清而自拔鼻胃管，因此家屬須特別注意，勿讓患者拉扯鼻胃管，必要時甚至要使用約束帶。

留置導尿管

中風患者因為神經功能障礙，無法順利解小便，此時會插入尿管，讓尿液直接引流至尿袋裡，以藉由尿量來了解患者的生理狀況。

一般而言，每天的尿量在1000～2000cc之間，顏色呈淡黃清澈，如果發現小便顏色呈紅色或有白色膿狀沉澱物，亟須告知醫護人員處理，有些藥物也會使小便顏色改變。

老年人常見的眼睛疾病
——白內障、青光眼、老年性黃斑部病變

文／許志堅（臺北榮總眼科部主治醫師）、柯玉潔（臺北榮總眼科部主治醫師）

韓愈在〈祭十二郎文〉中提到：「吾年未四十，而視茫茫，而髮蒼蒼，而齒牙動搖。」雖然現在的醫療進步，讓人的壽命增長許多，但是的確少有例外地，從40歲開始，敏感的身體器官，像是眼睛即開始產生變化。

到這時候，眼睛內負責調視（讓眼睛看遠看近時物體皆能清楚成像在視網膜上的調節作用）的水晶體會逐漸硬化而導致彈性減退，因而造成看近距離時影像的不清楚，也就是所謂的老花眼；再更進一步變得更嚴重時，水晶體更加混濁而干擾投射進眼睛的光線，使得眼睛更模糊就是所謂的**白內障**。

老花眼常因閱讀疲勞而有乾眼、頭痛、噁心的現象，此時應配老花眼鏡來減輕眼睛的負擔，而目前市面上亦有雙焦式或多焦式隱形眼鏡，甚至還可以透過老花雷射來減輕眼睛負擔。

另外一個老年人常見的眼睛疾病則是**青光眼**，這是一種視神經節細胞受損，而伴隨著相對應的視野缺損的疾病。早期病患常因視野缺損位於周邊而不易察覺，當自覺視力受損時，視神經損傷已相當嚴重，而有失明之虞。

而**老年性黃斑部病變**是另一個老人視力的殺手。根據臺北榮總的石牌眼科研究發現，65歲以上的長者，每10人就有接近1人罹患此病。老年性黃斑部病變會造成視力減退、影像扭曲，可分為乾

性及濕性老年性黃斑部病變兩種，乾性老年性黃斑部病變所造成的視力喪失通常較慢，而濕性老年性黃斑部病變常常造成突然的視力缺損及影像扭曲；因此，老年人若有發現視力缺損及影像扭曲的現象，就應該及早就醫，盡快接受治療。

眼睛為靈魂之窗，不良的視力將伴隨行動的不便，生活品質的下降。老年人應該及早找出視力不良原因，及時矯正，避免因此跌倒骨折，才有美好人生。

年紀漸長，白內障來報到

白內障是造成老年人視力模糊最常見的原因之一。50歲左右，約有六成的人有白內障，60歲時增加為八成，到了70歲，九成的人都有白內障問題。

◆白內障的成因

白內障是因為水晶體混濁，導致視力障礙的一種疾病。水晶體的功能為聚光與調視，每個人剛出生時，正常水晶體皆是呈現透明狀態，然而因水晶體的前囊下具有會不斷分裂的表皮細胞，這些不斷增生的表皮細胞會移動至水晶體赤道部，並褪去細胞核及胞器，細胞不斷堆疊的後果就造成水晶體密度越來越高，再加上水晶體內的晶狀體蛋白變性，於是造成水晶體混濁，形成白內障。

正常眼睛與白內障的比較

正常眼睛　　　　　　白內障（水晶體混濁）

◆白內障的症狀

初期白內障並無明顯症狀。隨著水晶體混濁增加，視力會逐漸模糊，會有看物體對比度下降、影像顏色變得不鮮明，還可能有畏光、見到光暈、晚上眩光等現象。有些人甚至會因白內障生成導致晶體性近視不斷增加，需要不停更換眼鏡。**當戴上眼鏡的矯正視力仍不符日常生活所需，或因視力模糊嚴重影響生活品質時，就需要考慮施行白內障手術。**

雖然白內障是正常的老化現象，但是某些疾病會加速白內障的到來，全身性疾病，如糖尿病、半乳糖血症、低血鈣、威爾森氏症（Wilson's disease）、萎縮性肌強直（Myotonic dystrophy）等；眼部疾病，如高度近視、青光眼、葡萄膜炎、色素性視網膜炎及玻璃體手術術後等，或眼睛受到撞擊、遭雷擊、離子射線、紅外線、紫外線、微波輻射污染、化學性傷害（如被強鹼潑到眼睛）等，也

1分鐘速懂
何謂威爾森氏症、萎縮性肌強直及葡萄膜炎？

● **威爾森氏症**（Wilson's disease）：這是一種自體隱性遺傳疾病，因基因異常而造成銅離子代謝產生問題，讓過多的銅離子在肝、腦、角膜、心臟等處沉澱，而水晶體可見像向日葵花瓣狀的混濁。

● **萎縮性肌強直**（Myotonic dystrophy）：這是一種自體顯性遺傳疾病。因基因異常而導致多系統的疾病，不但會影響骨骼肌肉與平滑肌，也會侵襲眼睛、心臟、內分泌系統及中樞神經系統，而水晶體可見像聖誕樹形狀的混濁。

● **葡萄膜炎**：又稱為**虹彩炎**，為眼內葡萄膜（脈絡膜，虹膜及睫狀體稱之）發炎的狀態。葡萄膜長期的發炎易造成水晶體後囊下的混濁。

都會併發白內障或加速其生成；另外，使用類固醇、縮瞳藥等也會加速白內障進行。

控制好相關的危險因子，就有機會延緩白內障的到來，如控制好血糖、控制好葡萄膜炎、減少類固醇使用等；運動與工作時也要注意眼睛的防護，以避免外傷性白內障。

◆如何預防白內障發生？

預防白內障需均衡飲食，多食用富含維生素C與維生素E的食物，日常生活要避免吸菸、陽光下要配戴抗紫外線的太陽眼鏡等。

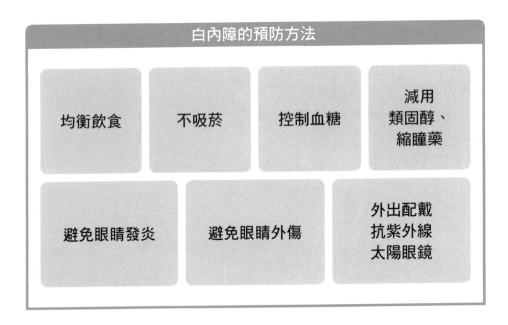

白內障的預防方法

均衡飲食	不吸菸	控制血糖	減用類固醇、縮瞳藥
避免眼睛發炎	避免眼睛外傷	外出配戴抗紫外線太陽眼鏡	

◆白內障的治療以手術為主

白內障的治療方法最主要還是手術，並無藥物可以有效治療或預防白內障。白內障手術方法可區分為兩大類，一種是超音波晶體乳化術，另一種是傳統的囊外晶體摘除術。

傳統囊外晶體摘除手術

沿著眼睛鞏膜或角膜打開一個傷口，撕除前囊，將白內障晶體擠出，再將殘餘皮質吸除，而後植入人工水晶體。

若因白內障過於成熟，或合併有其他眼部疾病，導致超音波晶體乳化術的施行有困難或有較高風險時，醫師可能選擇傳統的囊外摘除手術，配合置放硬式人工水晶體。

傳統的囊外摘除手術雖然恢復期較長，但最終可達到之最佳矯正視力並不亞於超音波晶體乳化術，所以手術方式必須由醫師根據病患情況整體考量做最合適的選擇。

超音波晶體乳化術手術

這是現在較常使用的手術方式。在角膜或鞏膜開一個小切口後，撕除前囊，用超音波探頭將白內障震碎後吸出，清除殘餘皮質後，再植入人工水晶體。

超音波晶體乳化術手術配合摺疊式人工水晶體使用，可以大幅降低傷口大小，所以術後恢復較快，且不易引起散光的改變。

老年人常見的眼睛疾病──白內障、青光眼、老年黃斑部病變

手術方式	傳統囊外晶體摘除手術	超音波晶體乳化術手術
手術過程	沿鞏膜或角膜打開一傷口 ▼ 撕除前囊 ▼ 擠出白內障晶體 ▼ 吸除殘餘皮質 ▼ 植入人工水晶體	在角膜或鞏膜開一小切口 ▼ 撕除前囊 ▼ 以超音波探頭 震碎白內障後吸出 ▼ 清除殘餘皮質 ▼ 再植入人工水晶體
手術特點	●復期較長	●配合摺疊式人工水晶體，可大幅降低傷口大小 ●術後恢復較快 ●不易引起散光的改變

白內障的手術治療

　　此外，現在有雷射機器可以配合白內障手術進行，利用雷射光配合光學同調斷層掃描儀進行更精準的傷口切割、前囊袋開口定位與初步的白內障晶核分離，希望能因此減少超音波晶體乳化能量、增加人工水晶體穩定度，以提升手術安全與視覺品質，並縮短恢復時間。

　　除了少數情況，白內障手術必然伴隨人工水晶體植入，以幫助光線聚焦於視網膜上成像。人工水晶體的基本設計為模仿人類水晶體之凸透鏡，依患者之眼軸長與角膜曲度選擇水晶體度數，人工水晶體的曲度是固定的，不會隨著注視目標之遠近調整曲度，所以若是看遠清楚，近距離閱讀時需配戴老花眼鏡。近年來，有不同設計與功能的人工水晶體問世，期盼能兼顧遠近視覺功能或改善病患的視覺品質。

◆白內障手術的可能併發症

雖然目前白內障手術的成功率很高，達95%以上，但是畢竟是一個手術，一定有風險存在。以下內容是白內障手術可能發生的相關併發症。

眼壓升高

白內障手術後，眼壓升高是最常見的併發症之一。施行白內障超音波乳化術後，約有18～45%的病患會有眼壓超過28毫米汞柱的現象，但大部分在24小時之內就會回復正常，僅約1.3～10%的病患在術後24小時眼壓還超過30毫米汞柱。

眼壓上升的原因有術後發炎、眼睛前房出血、眼內殘餘玻璃體替代物、眼內殘餘晶體物質等。大多數病患只要接受降眼壓藥物治療即可獲得改善。

角膜水腫

發生機率約為5%。超音波乳化術在施行過程中，水晶體碎片傷害到角膜內皮，或是器械觸碰到角膜內皮，而造成角膜內皮細胞的損傷。

輕微的受損可能造成角膜暫時性的水腫，嚴重的受損可能造成角膜失償而造成永遠的水腫，甚至形成大皰性角膜病變而造成疼痛，需要接受角膜移植手術。

黃斑部水腫

發生機率約0.2～1.4%，年紀越大，發生率越高。手術後眼睛的發炎可能造成視網膜水腫，導致視力受影響，可能需要接受類固醇或非類固醇消炎劑治療。

視網膜剝離

接受白內障手術後有1.5%的患者可能併發視網膜剝離，好發於高度近視患者、術中併後囊破裂、玻璃體膨出的病患，需要接受雷射或手術治療。

眼內殘餘晶體物質

手術後少部分患者可能有晶體物質殘留，這些殘餘晶體物質有時會由自行吸收，有些則需要再次手術清除。

感染性眼內炎

發生機率約1/3000。眼睛在術前的消毒過程中很難完全達到絕對無菌，手術過程中，或多或少會有一些細菌跑進眼睛，正常人體免疫力搭配術後的局部抗生素治療應可將這些細菌殺光，但是極少部分免疫力較差的病患，如糖尿病病患則可能會有眼內感染的情形發生，因此糖尿病病患術前應將血糖控制在一定的範圍之內，例如糖化血色素應低於10%。

眼內感染可能會導致視力喪失，所以除了要避免危險因子以預防感染，白內障術後若有疼痛合併視力模糊的現象，也應立即回診，以排除感染性眼內炎；若確實是感染性眼內炎，早期投藥治療、進行玻璃體切除術有助於疾病控制。

眼球後出血

　　白內障手術施行時為了減少疼痛會施行麻醉，麻醉的方法有：局部點眼藥、眼球內注射麻藥或眼球後施打麻藥。若採用的方法是眼球後施打麻藥，注射過程中血管可能因外力破裂造成出血。若僅是輕微出血，壓、迫止血即可控制；而嚴重的出血可能導致眼窩內壓力上升，壓迫視神經，有可能造成失明，必須進行外眼眥切開術及施打降眼壓藥物處理。

眼球內出血

　　發生原因為虹膜血管可能因器械碰觸或手術中壓力變化而受損出血，或結膜出血經由傷口滲入眼內等。出血多會自行吸收，但是若無法吸收造成眼壓高，可能需要再次進入手術室實施前房沖洗。

脈絡膜出血

　　嚴重脈絡膜出血的機率約0.2%左右，有可能會導致失明。

　　總括來說，白內障是一個常見的疾病。是否需要接受手術應該和醫師溝通後決定，千萬不要有白內障手術只是一個很簡單手術的觀念；只要是手術，就會有感染的風險，就可能發生併發症，詳細的術前評估是相當重要的。病患和醫師應該好好討論開刀的好處與風險，若病患可以了解並接受風險，就不會輕忽這個手術，萬一發生併發症也比較能夠坦然面對。

◆ 認識人工水晶體

人工水晶體的選擇可先區分為軟式可折疊的人工水晶體及硬式（不可折疊）人工水晶體兩大類。

由於超音波晶體乳化術普及，目前比較常使用的是軟式可折疊人工水晶體，以降低傷口大小；但在某些特殊情況，如晶體囊袋不穩或是不完整，仍可能放置硬式人工水晶體。硬式人工水晶體有光學區較大、穩定度較佳的優點。

若再將折疊式人工水晶體細分，還可區分為黃色與白色、球面與非球面、散光矯正、多焦點人工水晶體等。

- **黃色人工水晶體**：人工水晶體都有過濾紫外線的功能，但是黃色人工水晶體多了過濾藍光的功能，希望藉由過濾藍光，以保護視網膜細胞。

- **非球面人工水晶體**：相較於球面人工水晶體，這種水晶體較不易產生高階像差，可在夜間提供較佳的影像品質。

- **散光矯正的人工水晶體**：這種水晶體可以降低角膜散光，以改善視覺品質。

- **多焦點人工水晶體**：這種水晶體是利用繞射原理，將眼前的光束分為看遠及看近的兩部分，因此有機會不需要眼鏡的輔助，在看近和看遠時都有清楚的影像，但中間距離還是稍為模糊，但在影像的品質上，因為進入眼球光線被分為遠近聚焦兩部分，可能導致品質下降，部分患者於夜間開車時可能會有眩光的現象發生。

對於不想戴眼鏡，或晚上不開車的人來說，若可接受影像品質的下降，多焦點人工水晶體是一個合適的選擇；但若同時合併其他眼部疾病，如視網膜黃斑部病變，多焦點人工水晶體的分光機轉則會使視網膜 存功能無法完全發揮，導致影像品質遠低於一般球面或非球面人工水晶體。

因此，**人工水晶體沒有絕對的好壞，病患應該根據自己的需求，考慮相關眼部相關疾病與醫師討論適合置放的人工水晶體。**人工水晶體可終身使用，一旦置放後，通常不需要更新。

各式人工水晶體的適用對象

種類	優點	適合對象
硬式	光學區較大、穩定度較佳	白內障過於成熟，或合併其他眼部疾病
黃色	可過濾藍光	一般皆適用，尤其是具黃斑部病變者或是需長期使用3C產品者
非球面	可提供較佳的夜間影像	一般皆適用，尤其是夜間開車族，其晚上瞳孔較大時仍能有較佳視力品質
散光矯正	可降低角膜散光	角膜具有規則散光者
多焦點	看近、看遠都清楚	不想戴眼鏡而且對視力品質要求較低者，晚上不開車的人較為適用

視力的無聲殺手──青光眼

　　老年人視力減退最主要的原因首先是白內障，其次為青光眼。白內障可經由手術治療恢復視力，而青光眼所導致的視覺功能損傷甚至失明是不可恢復的。

　　根據流行病學的研究，青光眼的罹患率持續升高，本世紀初全球罹患青光眼的病人數約有6千萬人，雙眼因青光眼失明的人口超越840萬人；到了2040年，全球罹患青光眼的病人數將躍升至1億1千萬人。

◆ 青光眼的成因

　　青光眼含括一群不同病因造成的視神經病變，臨床上的表現為視神經凹盤擴大、視神經纖維損傷及視野缺損。

　　青光眼視神經病變是視神經纖維損傷與視網膜神經節細胞凋亡的結果，但其致病機轉尚未十分明瞭，推測有兩大類致病原因：一是因眼球內壓力升高，直接壓迫視神經纖維及視網膜神經節細胞而導致其受損；另一係由視神經血流供給不足或不穩定，而導致視神經纖維及視網膜神經節細胞缺氧受損。

◆ 青光眼的症狀

　　青光眼的可怕之處就在於難以自我察覺，除了急性青光眼發作時因眼壓急速大幅上升，可能有視力模糊、頭痛等症狀，早期的青光眼患者因僅有周邊視野缺損，中心視力良好，所以並不容易自我察覺。

因為青光眼的盛行率會隨著年齡增加而上升（先天性青光眼及續發性青光眼除外），因此**建議40歲以上的族群，應定期接受青光眼篩檢，以期早期診斷、早期治療。**

尤其是有家族青光眼病史，或有高血壓、心血管疾病者、須長期使用類固醇藥物者、高度近視患者、眼球曾受外傷者，都屬於罹患青光眼的高危險群，更要提高警覺，定期接受檢查。若等到有視力模糊等症狀才就醫，通常已經有相當嚴重的視神經損傷了。

◆ 青光眼的診斷

青光眼的診斷依賴仔細的視神經盤與視神經纖維變化觀察，以及視野檢查的結果。視神經盤的變化可以用眼底鏡直接觀察，也是眼科醫師篩檢病患是否可能罹患青光眼的初步檢查方法。一旦懷疑有青光眼，通常會進一步安排視野檢查，以評估視神經功能。

● **眼壓測量**：眼壓升高是青光眼首要的危險因子，但即使眼壓在正常範圍內，也可能罹患青光眼。眼科初診患者，或懷疑有青光眼的患者必須接受眼壓測量檢查，作為風險評估及日後治療的依據。

● **視野檢查**：對年長的患者而言，視野檢查並不容易執行，因為患者在檢查過程中必須固定看著中央注視點，以餘光感覺檢查螢幕上是否出現亮點，及時作出反應，機器會根據病患對不同位置、不同亮度的光點的反應，推估視覺功能。若患者有失智症，即可能無法配合檢查，或檢查結果無法真正反應其視覺功能。

● **視神經盤與視神經纖維層攝影**：攝影的結果可以更清晰地呈現神經纖維層狀態，以利醫師評估；同時，影像紀錄也有助於評估病情是否惡化，協助醫師擬定治療計畫。

●**光學同調掃描**（Optical coherence tomography，簡稱OCT）：可以將視神經盤凹陷的程度，及其周邊神經組織厚度與神經纖維層狀態量化，與同年齡的正常族群之參考值做比較，有助於醫師判斷並進行長期追蹤。

無論是視神經盤與視神經纖維層攝影或光學同調掃描，這些檢查都可能需要點散瞳劑、放大瞳孔，才能得到較佳的檢查品質，而瞳孔放大會導致2～6小時的視力模糊，年長者可能需要有人陪伴。

●**裂隙燈與隅角鏡檢查**：醫師會利用裂隙燈與隅角鏡檢查，評估眼球內水分循環的通道是否暢通，做青光眼分類，依此決定其治療方式。另外，也必須觀察是否為發炎、外傷、糖尿病或視網膜血管阻塞引發之新生血管等原因所導致之續發性青光眼，此時須一併治療併存的疾病。

青光眼的診斷依賴視神經盤與視神經纖維觀察及視野缺損狀態判讀，同時必須排除其他可能造成相似變化之視網膜及視神經疾病，在經過風險評估後，推估疾病惡化的可能性及病情惡化的速度，來決定是否需要接受降壓治療，以及降壓治療的幅度，因此治療計畫因人而異，沒有一個一體適用的安全眼壓值。

青光眼檢查

☑眼壓測量　　　　　　　☑視野檢查　　　　　☑光學同調掃描

☑裂隙燈與隅角鏡檢查　　☑視神經盤與視神經纖維層攝影

原發性青光眼的分類

- **隔角開放性青光眼**：因房水排出組織本身功能不彰，導致眼壓上升，壓迫視神經；或房水排出組織功能正常，眼壓也正常但因視神經血流供給不足或不穩定而產生視神經產生病變，治療以降壓為主。

- **原發性隔角閉鎖性青光眼**：因眼球前後徑短（通常是遠視眼），前房深度淺，水晶體增厚或位置前移（白內障形成，老年人），導致房水排除路徑受阻，眼壓上升。這種青光眼好發於亞洲人，尤其年長女性，所以除了降壓治療，還會併用雷射治療或白內障手術，改善房水排除通道。

◆ 青光眼的治療

目前唯一確定有效的治療方式是降低眼壓，處方可以是眼藥水、口服藥、雷射及手術，目的在將眼壓控制在平穩且理想的範圍內，以減少視神經損壞的速度，但是對於已經完全壞死的視神經節細胞，是無法使其起死回生的。

患者應定期追蹤視神經結構及功能的變化，以確認病情是否穩定，有無需要再進一步降低眼壓。

在治療過程中，醫師以眼壓下降幅度評估藥效，病患不會有視力改善等自覺效果，甚至可能會因為藥物副作用，而感到不適，或因為必須按時點藥，而干擾生活作息、影響生活品質。

所以，病患必須對青光眼會導致不可逆的視覺損傷有正確的認識，並且了解降壓治療的目的不在於改善視力，而是延緩疾病的惡化，其藥物治療如同一般慢性病，須規律定時用藥。這些觀念有時需要家人重複提醒長者，才能讓他們了解、接受，而願意花心思按時用藥。

藥物治療

青光眼治療的首選方法一般為點用眼藥，其使用必須持續且定時。無可避免地，藥物治療可能會產生一些副作用，某些眼藥水或其中的防腐劑會引起眼球局部的副作用，如刺痛感或過敏反應。

病患必須讓醫師了解既有的疾病，以便醫師選用合適的藥物，例如：有氣喘、血壓過低、心律不整（心跳過慢）、服用安眠藥或鎮定劑、腎功能不佳等病史者，都應預先告知醫師。

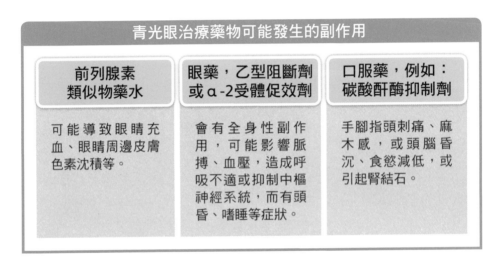

青光眼治療藥物可能發生的副作用		
前列腺素類似物藥水	眼藥，乙型阻斷劑或 α-2 受體促效劑	口服藥，例如：碳酸酐酶抑制劑
可能導致眼睛充血、眼睛周邊皮膚色素沈積等。	會有全身性副作用，可能影響脈搏、血壓，造成呼吸不適或抑制中樞神經系統，而有頭昏、嗜睡等症狀。	手腳指頭刺痛、麻木感，或頭腦昏沉、食慾減低，或引起腎結石。

雷射及手術治療

隔角閉鎖性青光眼患者，除降壓治療外，還必須接受周邊虹彩雷射造口術，以改善房水之流通，減少急性青光眼發作機會。若合併有嚴重的白內障，也可考慮進行白內障手術，對改善房水流通與眼壓控制都有幫助。

若藥物降壓效果不足，可考慮雷射及手術治療，藉由改善或新增房水排流管道以降低眼壓，雖然可能發生併發症（例如：白內障或感染），但機會不高。

青光眼病患的眼壓如同血壓一般會隨時波動，但一般波動幅度不高，且難以自覺，若眼壓真的有大幅度的波動，病患可能會感覺到眼球發脹、視力模糊，甚至頭痛，在這些狀況下，需要立即回診，確認眼壓狀況，做緊急處置。

青光眼需採手術治療的可能情況

1. 藥物治療反應不佳。
2. 藥物治療產生難以忍受之副作用。
3. 使用藥物後，雖眼壓控制良好，但視野及視神經仍持續惡化，懷疑眼壓的控制不夠平穩。
4. 病患未能遵照醫囑用藥及回診，導致視神經及視野漸趨惡化。

就診時應注意事項

青光眼病患除了按時點藥，定期回診外，也應注意以下的生活習慣：

● **避免會引發青光眼的危險因子**：某些血管因素與青光眼的發生及惡化有關，包括高膽固醇、血管硬化、高血壓、低血壓、貧血、偏頭痛、雷諾式現象（Raynaud's phenomenon，即手腳容易冰冷，意謂著有周邊血管收縮的現象）等。除了點藥以外，也應同時請內科醫師控制身體的這些危險因子。

● **飲水以少量多次為宜**：如果在短時間內喝下大量的水分，可能造成短暫的眼壓上升。青光眼病患雖毋須因此而限制水分的攝取，但建議以「少量多次」的原則，增加飲用次數，減少每次飲用的量。

避免趴臥

●**避免長時間待在暗室，並儘量避免趴臥的動作**：隅角閉鎖性青光眼的病患，應該避免長時間待在暗室，情緒激動，或趴臥的姿勢，因這些因素可能引起青光眼的急性發作。

●**避免情緒波動或大量壓力**：巨大的情緒或工作壓力可能對眼壓控制有不利的影響。

●**選擇合宜的運動，避免倒立動作**：適量的運動可能可以降低眼壓，但是某些運動，如瑜伽的倒立動作則可能使眼壓有相當程度的上升，對於視神經已有相當損害的青光眼患者而言，有可能對視神經進一步產生某種程度的傷害。

●**隨時注意身邊的障礙物**：青光眼患者視野若有相當程度的喪失時，可能會忽略腳邊的障礙物，可能在行走踢到障礙物或被絆倒時，需要特別小心。

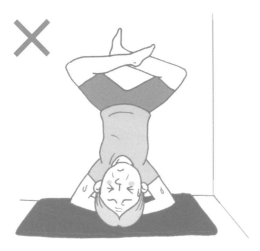

避免倒立動作

總而言之，儘量保持規律的生活、充足的睡眠、適當的運動、健康的飲食習慣，不抽菸，儘量紓解生活中的壓力，並記得按時用藥，就是對青光眼最好的保養。

視力模糊、影像扭曲？恐是老年性黃斑部病變

黃斑部位於眼球後部視網膜正中央區域，是決定中心視力最重要的部位，一旦發生病變，中心視力隨即受到影響。這項疾病是除了白內障、青光眼以外，造成中老年人視力障礙的重要原因之一。

◆ 老年性黃斑部病變的成因

導致黃斑部病變的疾病有很多，包括：老年性退化、高度近視、糖尿病、血管阻塞等，其中以老年性黃斑部病變（Age-related macular degeneration）最為常見。

根據榮總團隊在石牌地區，針對65歲以上老年人所做的流行病學調查發現，65歲以上老年人中有老年性黃斑部病變的比例為11.2%，其中早期病變（指黃斑部可見到軟性贅疣結節[Soft drusen]與色素性變化）為9.2%，而晚期病變（有大範圍黃斑部乾性地圖狀萎縮或濕性滲出性病變，石牌研究以後者占絕大多數）的盛行率為1.9%，而一個針對亞洲地區數個國家的整合分析研究發現，在40～79歲的人口中，亞洲人早期及晚期老年性黃斑部病變的盛行率分別為6.8%及0.56%，而白種人同一年紀範圍的盛行率則為8.8%及0.59%，兩個族群之間的盛行率差別不大。

◆ 老年性黃斑部病變的症狀與檢查

老年性黃斑部病變是黃斑部隨著年齡增加所產生的變化，老化致使色素上皮細胞功能退化，導致感光細胞代謝不良與功能缺損。依眼底檢查及螢光血管攝影，可大略分為「乾性」與「溼性」兩種類型。

●**乾性黃斑部病變**：較為常見，屬於較為單純的退化，通常進行緩慢，並無有效治療，但須定期檢查，因為有部分的「乾性」病變可能會轉變為「濕性」，導致病情迅速惡化，此時須積極介入治療。少部分單純乾性病變患者會因嚴重退化導致黃斑部萎縮，因而嚴重影響視力。

●**濕性黃斑部病變**：病因是視網膜下產生不正常的脈絡膜新生血管，這些新生血管會滲出液體或出血，造成視網膜水腫，甚至局部剝離，因此稱為「濕性」黃斑部病變。其病程變化進行快速，可能在短時間內造成中心視力嚴重喪失。初期症狀包括：視力模糊、影像扭曲變形、影像中心有暗影。隨著病變範圍擴大與病程進展可能喪失中心視力，僅存周邊視力。

另外，「乾性」與「溼性」病變可能併存，濕性病變的脈絡膜新生血管經治療結痂後，併存的乾性病變可能繼續進行，導致病變範圍擴大，視力持續退化。

黃斑部病變有2種類型

乾性黃斑部病變		濕性黃斑部病變		
特點	治療	病因	特點	症狀
●較常見 ●單純的退化 ●進行緩慢	無有效治療，須定期檢查	視網膜下不正常的脈絡膜新生血管	病程變化進行快速	視力模糊、影像扭曲變形、影像中心有暗影

◆黃斑部病變的自我檢查

利用阿姆斯勒方格表（AMSLER GRID）測試（可以向眼科醫師索取）。在適當的光照下，配戴合適的老花眼鏡，把方格表放在眼前30公分的距離，先用手蓋著左眼，右眼凝視方格表中心的黑點，感覺方格表中是否有區塊出現空缺、暗影或曲線；檢查完右眼，再重複上述步驟，檢查左眼。如果有上述症狀，可能是眼底出現毛病的徵兆，請盡快找眼科醫生做詳細檢查。當然，若沒有阿姆斯勒方格表，但在閱讀時發現上述症狀也應盡速就醫。

老年性黃斑部病變的自我檢查——阿姆斯勒方格表

 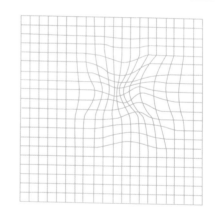

使用方式：

❶ 把方格表（如圖左）放在眼前30公分處，光線要清晰及平均。

❷ 如有老花，須配戴眼鏡進行測試。

❸ 用手蓋住左眼，以右眼凝視方格表中心黑點。

❹ 重複步驟1至3，檢查左眼。

當凝視中心黑點時，發現方格表中心出現空缺或曲線（如圖右），就可能是眼底出現毛病的徵兆，請盡快找眼科醫生做詳細檢查。

資料來源：衛生福利部國民健康署、教育部、中華民國眼科醫學會、愛爾康大藥廠發行的「視力保健 你我一起來 護眼護照」。

◆ 老年性黃斑部病變的治療

目前，無論「乾性」或「溼性」病變皆無治癒的方法，僅能儘量減少「溼性」病變中脈絡膜新生血管的滲漏，促使新生血管萎縮，保存病灶周邊視網膜的功能，以期維持可用的視力。因此，對於黃斑部病變的預防，早期發現「溼性」病變，並予以及時治療是相當重要的。

乾性黃斑部病變治療以生活及飲食習慣的改善為主

屬於退化的乾性病變目前並無積極治療的方法，主要以生活型態的改變及飲食的補充為主，期能減緩病變的進展。

老年性黃斑部病變發生的危險因素有很多，包括遺傳、吸菸（包括二手菸）、高血壓、高血脂症，以及過度的日光照射等等。其中，**吸菸更是導致黃斑部病變的高危險因子**，因此**戒菸與避免二手菸是最重要的預防工作**；其他如高血壓、高血脂症皆可以透過內科療法控制。日光照射方面，強烈建議在強光下，應配戴棕褐色太陽眼鏡，以避免有害的紫外線與藍色光譜。

在飲食上，根據一個美國多中心臨床研究（Age-Related Eye Disease Study，AREDS）採用之配方——每日維生素C 500 mg、維生素E 400 IU、維生素A 25000IU、氧化鋅（Zinc oxide）80 mg、氧化銅（Cupric oxide）2 mg，可降低高風險病患進展至嚴重黃斑部病變的機會。但其中所含的維生素A（β-胡蘿蔔素）被發現會增加吸菸者罹患肺癌的風險，所以

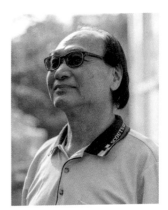

在陽光下活動要配戴太陽眼鏡保護眼睛。

PART 1
認識老年篇

PART 2
個案故事篇

PART 3
疾病照護篇

PART 4
居家生活照護篇

後續的AREDS2研究，試著以葉黃素（Lutein）10 mg加玉米黃質素（Zeaxanthin）2 mg取代維生素A，看看其保護效果是否仍然存在？

另外，AREDS2也探討加入 ω-3長鏈多元不飽和脂肪酸（DHA 350 mg與EPA 650 mg）是否會有幫助？可否減少氧化鋅的含量？AREDS2的研究結果，顯示葉黃素加玉米黃質素，應可以取代維生素A，來降低進展至嚴重黃斑部病變的風險。

此外，鋅的添加是必需的，唯其劑量是80 mg或僅需較低的25 mg仍未得到最終結論；而添加 ω-3長鏈多元不飽和脂肪酸並沒有額外的幫助。

乾性黃斑部病變的日常保健

● 戒菸、避免二手菸

● 妥善控制高血壓、高血脂症

● 強光下，配戴棕褐色太陽眼鏡，避免紫外線傷害

● 補充適當的營養

濕性黃斑部病變的治療以保存視網膜功能為主

「溼性」病變由於病情惡化速度快，需要積極治療，以減少脈絡膜新生血管滲漏，促使病灶結疤，保存病灶周邊視網膜的功能。

治療前須先詳細地眼底檢查、血管攝影、光學同調斷層掃描等檢查，再依新生血管病灶的種類、位置、大小與患者臨床症狀、全身系統性疾病的有無，以及嚴重程度來決定治療的方式。治療方式分為抗血管生長因子治療（anti-vascular endothelial growth factor）及非抗血管生長因子治療兩大類，兩種療法可單獨使用，也可以合併使用。

非抗血管生長因子治療

目前使用的非抗血管生長因子治療，包括：雷射與光動力療法兩種。

●**雷射光凝固治療**：直接以雷射光燒灼新生血管，使其封閉結疤。因雷射的熱能對治療區域的視網膜及其下的色素上皮細胞都一併加以破壞，故主要使用在遠離黃斑部中心的病灶上，以減少治療所導致的視力損傷。治療後病變可能復發，須再進行治療。

●**光動力療法**：經由靜脈注射光敏感藥物（Verteporfin [Visudyne®]），利用藥物特別容易聚集在不正常新生血管中的特性，再利用低能量雷射光照射病灶，造成光化學反應使新生血管封閉。這種療法對周圍組織傷害較低，但可能需要重覆治療才能達成效果。

抗血管生長因子治療

非抗血管生長因子療法原為濕性老年性黃斑部病變的主要治療方式，但在2004年，第一個抗血管內皮細胞生長因子出現後，黃斑部病變的治療有了重大的突破，進入抗血管內皮細胞生長因子領軍的年代。

抗血管內皮細胞生長因子可直接作用於不正常的新生血管，抑制脈絡膜新生血管的增生與滲漏，且不會像雷射或光動力療法，可能傷害到周邊正常組織，也較不會有過度的瘢痕形成，有機會改善視力。

目前，美國食品藥物管理局通過可供使用的抗血管內皮細胞生長因子有：Macugen、Avastin（癌思停）、Lucentis（樂舒晴）、Eylea（采視明）。在台灣，可以使用的為後三者，其差別主要在於分子大小，作用機轉有些許差異。

目前健保有條件給付Lucentis與Eylea於濕性老年性黃斑部病變的治療；而Avastin用於濕性老年性黃斑部病變的治療，屬於off-label use（仿單核准適應症外使用），因其價格較低且治療效果及安全性與Lucentis相當，所以仍被廣泛使用。

上述抗血管內皮細胞生長因子藥物皆是以眼內注射方式投藥，將藥物以極細針頭直接注射到眼球玻璃體內。可能產生的併發症有兩部分，其一為眼內注射這個步驟引起的併發症，嚴重的併發症包括近千分之一機率的眼內炎（眼內細菌感染），以及千分之一的視網膜剝離的可能性。這兩種併發症皆必須盡速手術治療，以免喪失視力。

至於藥物本身的安全性問題，目前資料顯示，注射到眼球的些微劑量滲漏至全身的劑量甚低，對全身的影響極為有限，但仍有病例報告指出，有造成高血壓、心血管栓塞、腸胃道出血等情形。因此，在接受藥物注射之前，病患仍應告知醫師相關的全身疾病（例如：高血壓、心血管疾病、腦中風病史、腸胃道出血），審慎評估可能風險後再接受治療。

另外，由於生長中的胎兒，對抗血管內皮細胞生長因子極為敏感，因此孕婦或即將懷孕的女性也應避免此種療法。

綜合療法

　　上述抗血管生長因子治療及非抗血管生長因子治療兩大類療法可單獨使用或合併使用，以達到最佳的治療效果。另外，也可能併用眼部類固醇注射，以提升其效果。需要注意的是，類固醇注射在少部分病人可能會發生眼壓升高及白內障進展的副作用。

　　隨著診斷與治療方法的進步，早期與積極的治療有機會讓老年性黃斑部病變患者得到較佳的治療成效，甚至是視力的改善，所以一旦有視覺功能的改變，千萬別自認為只是老花眼、白內障，務必請眼科醫師詳細檢查，以免錯失早期治療之契機。

老年人常見的心臟疾病

文／趙書平（新光醫院健康管理部及心臟內科主治醫師）

　　近年來，國人的十大死因前三名，皆為惡性腫瘤、心血管疾病及腦血管疾病。扣除惡性腫瘤，心血管疾病加上腦血管疾病導致死亡的比例是相當地高，而造成心血管疾病和腦血管疾病的原因往往又是一樣的，像是抽菸、高血壓、糖尿病、高血脂等，也就是說，對於心血管疾病和腦血管疾病的治療和預防上其實也是很類似的。

　　高血壓是在心臟科中最常見的疾病，如果血壓控制不好，會造成許多的併發症。以三大器官來說，高血壓對於腦部可能會導致腦中風；心臟方面會有心臟肥大、心肌梗塞、心臟衰竭等問題；腎臟方面則有腎臟病變、腎臟衰竭等風險。而這些併發症會再衍生出病人的照顧問題，譬如高血壓造成中風導致患者偏癱，可能會增加家庭的經濟支出，還有家庭中照顧人手不足等問題。而這些併發症，如果有好好的控制血壓，其實是可以有效預防的。控制血壓的方法，除了降血壓藥物的治療之外，生活型態的配合也是相當的重要。

　　除了高血壓之外，老年人常見的心臟疾病還包括心律不整、心臟傳導障礙及心臟衰竭。造成上述疾病的原因多為心臟老化導致，其他原因還包括心肌梗塞或是心臟瓣膜病變等。

　　心律不整可能會造成患者心悸、胸悶，或甚至中風，治療的部分需要用藥物控制心律不整，以及預防可能的中風。心臟傳導障礙會導致患者胸悶、頭暈，甚至暈倒，除了藥物治療之外，有時還需要心跳節律器幫助心臟跳動。心臟衰竭會導致患者水腫和呼吸喘，患者必須接受藥物治療，同時配合水分和鹽分的攝取。

高血壓嚴重威脅老人健康

高血壓常被稱為「沉默的殺手」，由於我們的身體自己會去習慣血壓高所造成的症狀，所以往往患者對血壓問題並無自覺，事實上，高血壓會導致的症狀，包括：頭痛、頭暈、肩頸僵硬、流鼻血、臉部潮紅、視力模糊等。門診時，即經常可以看到血壓超過180～200毫米汞柱才來就診的病患，或者是偶然量血壓，才發現血壓已經超高的患者。

根據統計，有相當高比例的人並不知道自己有高血壓的問題，而這些人往往就是最危險的族群。臨床上，治療高血壓的病患常會遭遇一些困難，譬如用藥之後，病人因為感覺不舒服而自行中斷用藥，可能因為藥物本身的副作用，或者是因為血壓降低之後反而造成頭暈、疲倦的症狀。

筆者通常會跟門診的患者形容說：「高血壓有點像興奮劑，它讓你的身體處於亢奮狀態，但這樣其實是不好的，我們必須用藥將血壓降到理想範圍，但血壓下降可能會讓身體感覺疲倦或頭暈，這是在治療初期可能會有的現象，等身體習慣低一點的血壓後，這些症狀就會消失。」

◆何謂正常的血壓？

若要知道什麼是高血壓，就必須先了解所謂「正常的血壓」，正常血壓的定義為小於120/80毫米汞柱；如果收縮壓大於140毫米汞柱或者舒張壓大於90毫米汞柱，就是高血壓（請參見下圖）。

高血壓的分期		
分期	收縮壓	舒張壓
正常	＜120	＜80
高血壓前期	120～139	80～89
第一期高血壓	140～159	90～99
第二期高血壓	160～179	100～109
第三期高血壓	≧180	≧110

一般來說，在醫院和家裡所測量到的血壓，通常會有差異，可以的話，建議儘量多測量並記錄血壓，並將紀錄帶給醫生參考。

高血壓的診斷沒有年紀之分，依目前的臨床準則建議，在家裡測量的血壓，如果收縮壓≧135毫米汞柱或舒張壓≧85毫米汞柱，就要懷疑是否有高血壓的可能。測量血壓前有一些必須注意的事項，量血壓前一個小時內不要進食、喝咖啡、抽菸，前30分鐘內不要運動，在安靜的環境休息5分鐘以上，測量時坐在有靠背的椅子，雙腳不交叉而且平穩的放置於地上，手臂平穩的放置於桌上，測量血壓的位置必須與心臟同高。

測量血壓應注意事項

1　測量前1小時內，請勿進食、喝咖啡、抽菸。

2　測量前30分鐘以內，請勿運動。

3　測量前，先在安靜的環境裡至少休息5分鐘。

4　測量時，坐在有靠背的椅子上，雙腳不交叉、平穩地放置於地上。

5　測量時，手臂平穩地放置於桌上，量血壓的位置須與心臟同高。

◆高血壓會引起心腦血管疾病的風險

由於高血壓會增加心血管及腦血管疾病的風險，譬如心肌梗塞和腦中風，對於腎臟功能也有損害，所以必須將血壓的數值控制在理想的範圍內，才能避免高血壓會導致的併發症。依據目前醫療準則的建議，血壓須控制在以下的適當範圍內：

● **一般民眾**：血壓控制宜維持在140/90毫米汞柱以內。

● **糖尿病、心血管或腦血管疾病的患者**：血壓的控制必須嚴格，目標要訂在130/80毫米汞柱以內。

● **80歲以上的長者**：血壓的目標反而要放寬到150/90毫米汞柱以內。相對於年輕人，年長者如果血壓控制的太嚴格，相對會產生較多的副作用，譬如頭暈或是心臟不舒服；而且許多研究也發現年長者的血壓只要控制150/90毫米汞柱以內，即可明顯降低心血管和腦血管疾病的風險。

老年人的血壓控制不宜過度嚴格	
病患類別	目標
一般民眾	＜140/90
糖尿病	＜130/80
心血管疾病	＜130/80
中風	＜140/90
慢性腎病	＜140/90
慢性腎病合併有蛋白尿	＜130/80
年長者（≧80歲）	＜150/90
服用抗血栓藥物預防中風的患者	＜130/80

◆高血壓的治療

如果血壓是落在高血壓前期的範圍，此時還不建議開始藥物治療，而是先請病患從生活型態上的改變來控制血壓，例如減重、運動、飲食控制等。生活型態的改善，其實是治療許多慢性病重要的基礎，譬如鹽分的攝取過多，會導致血壓的上升、水分的滯留，所以必須限制鹽分的攝取；而肥胖者本身可能就容易發生高血壓、糖尿病、高血脂症等慢性病，透過減重可以幫助患者更容易控制本身的血壓、血糖和血脂。

但是如果血壓經常性的超過140/90毫米汞柱，即可診斷為高血壓。一旦確診為高血壓，除了生活型態的改善之外，就必須開始降血壓藥物的治療。而醫生會根據患者的血壓來決定一開始使用單一種或是兩種以上的降血壓藥物，應該所有的臨床醫生都曾遇過病患自行減藥或停藥，在這裡提醒讀者，建議還是不要自行調整藥物，最好還是先跟醫生討論、詢問一下。

所有的藥物都有其副作用，如果在服藥的過程中有產生副作用，記得告知醫生，由醫生來更改藥物。門診即經常遇到高血壓病人，自行停藥幾個月後又回診，因為血壓又慢慢高起來了。

由於高血壓是慢性病，目前並沒有根治的方法，建議還是好好配合醫生的治療，把血壓控制在理想的範圍。

針對不同高血壓分期的治療指引

高血壓分期	高血壓治療指引
高血壓前期（120～139／80～89）	改變生活型態
第一期高血壓（140～159／90～99）	改變生活型態＋藥物治療
第二期高血壓（160～179／100～109）	改變生活型態＋藥物治療
第三期高血壓（≧180／≧110）	改變生活型態＋藥物治療

從改變生活型態著手

高血壓的治療，首先要求的是生活型態上的改變，改善生活型態其實就可以降低血壓。尤其血壓落在高血壓前期的患者，我們會強烈建議從生活型態的改變著手，譬如規律的運動，加上減重10公斤，就可以有效地降低血壓10毫米汞柱以上。

但是，對於大部分的年長者來說，改變生活型態其實相當困難，限制飲食可能會覺得食之無味、菸抽了幾十年很難戒、關節不好沒有辦法運動……。所以，這部分對於年長者的要求就不會那麼嚴格，主要還是依每個患者的狀況量力而為。

身為一個心臟內科主治醫師，面對老年人的高血壓問題，通常我不會強迫老人家改變習慣的生活方式，除非他／她自己強烈地想要改變，一般都只單純使用藥物治療，因為能夠開心地吃、開心地生活比為了獲得健康而嚴格控制飲食更重要。

降血壓的生活處方

生活型態改善	建議	預期降低收縮壓
限制鹽分攝取	●2～4公克/天	每減少1公克鹽，可降低2.5毫米汞柱
節制飲酒	●男性：＜30公克/天 ●女性：＜20公克/天	2～4毫米汞柱
減重	●BMI：22.5～25.0	每降低1公斤體重，可降低1毫米汞柱
戒菸	●完全戒菸	
飲食控制	●多吃蔬菜、水果 ●減少飽和脂肪和膽固醇的攝取	10～12毫米汞柱
運動	●有氧運動 ●每天至少運動40分鐘，每週3～4天以上	3～7毫米汞柱

高血壓的藥物治療

血壓經常性的超過140/90毫米汞柱，即為高血壓，建議就應該開始降血壓藥物的治療。關於高血壓的藥物治療方面，比較常使用的藥物可以粗略分成四個大類（ABCD）：

- A類：血管收縮素轉換酶抑制劑（Angiotension-Converting Enzyme Inhibitor）或是血管收縮素受體阻斷劑（Angiotension II Receptor Blocker）。此類藥物的降壓效果強，常見的副作用包括乾咳、水腫等。另外，腎功能不全的病患要小心使用，可能使腎功能惡化和導致高血鉀症。

- B類：乙型阻斷劑（Beta-Blocker）。此類藥物通常會造成心跳變慢，甚或影響心臟傳導系統，所以心搏過緩、竇病症候群或有傳導障礙的患者要小心使用。此外，這類藥會誘發氣喘，氣喘患者應避免使用；使用上可能會影響血糖，糖尿病患者使用上須注意。

- C類：鈣離子阻斷劑（Calcium Channel Blocker），此類藥也會影響心跳，竇病症候群或有傳導障礙的患者要小心使用；心臟衰竭患者使用上要注意，會影響心臟的收縮力。

- D類：利尿劑（Diuretics），藉由增加排水來降低血壓，副作用包括痛風、電解質不平衡等。

藥物治療的原則，基本上根據患者的血壓，來決定使用一種或是兩種以上的藥物。但在臨床上，長期高血壓的患者在接受兩種以上的藥物治療，血壓很快地降低，可能會出現頭暈、精神變差的症狀，這時請跟醫生討論，放慢降低血壓的速度。

一般來說，年長者對於藥物的耐受性可能較差，且本身可能就有其他器官退化的問題，像是腎功能不好的年長者，在處方A類或D類這種會影響腎功能或電解質的藥物時就更須注意。而年長者的心臟傳導功能也會有些退化，所以處方B類或C類的藥物也須格外留意。

常用高血壓藥物			
分類	藥物名稱	副作用	注意事項
A類	血管收縮素轉換酶抑制劑（Angiotension-Converting Enzyme Inhibitor）、血管收縮素受體阻斷劑（Angiotension II Receptor Blocker）	乾咳、水腫，可能引起腎功能不全患者腎功能惡化和高血鉀症	腎功能不全病患慎用
B類	乙型阻斷劑（Beta-Blocker）	心跳變慢、影響心臟傳導系統、誘發氣喘	有心搏過緩、竇病症候群、心臟傳導障礙的患者及糖尿病患者慎用
C類	鈣離子阻斷劑（Calcium Channel Blocker）	影響心跳	有竇病症候群、心臟傳導障礙的患者及心臟衰竭病患慎用
D類	利尿劑（Diuretics）	痛風、電解質不平衡	無特別限制

心律不整讓心臟碰碰跳不停

何謂心律不整？從字面上解釋，心跳不規則即可稱心律不整；廣泛的定義是心跳失去原本的規則性、心跳速度的異常和心臟傳導的異常，皆屬於心律不整的範疇。老年人罹患心律不整的頻率雖然並沒有確切的研究數字，但是比率很高，原因大多是老化所引起的。

在談心律不整之前，先來談談「心悸」。所謂心悸就是可以感覺到心臟在跳動的這個感覺，大部分的人平時並不會感覺到自己的心臟在跳動。雖然心律不整也可以導致心悸，但是大部分心悸的原因其實是因為被某些事物或情緒所誘發出來的，譬如有些人喝咖啡會心悸、某些藥物也會造成心悸，而緊張、生氣、壓力也可能會引起心悸。

大部分的心悸不一定要接受治療，除非心悸的頻率太頻繁，或者心悸時心臟感覺不舒服，這種狀況可以透過輕微的心律不整藥物來減輕症狀。

◆大部分的早期收縮無須治療

早期收縮可能是年長者中最常見的心律不整，通常早期收縮是隨著年紀而增加的。所謂早期收縮，是指比預期的時間提早出現的心跳。以發生的位置來區分，早期收縮有心房早期收縮和心室早期收縮。請參見下圖，第三個心跳是一個提早出現的心跳，屬於心房早期收縮，所以有時患者會注意到好像自己有某個心跳加速跳了，或者是兩個心跳間隔縮短了。絕大部分的心房早期收縮是不用治療的。

下圖是心室早期收縮，第四個心跳長的寬寬的，而且也是提早跳的心跳。心室早期收縮時不會造成脈搏，所以患者可能會發現心臟好像少跳一下，或者是脈搏漏掉一拍，甚至有些人在心室早期收縮時會覺得心臟扭了一下、心臟往下沉、刺痛一下、想咳嗽等症狀。

次數不多或無症狀的心室早期收縮無須治療，太過頻繁及會有心臟不舒服者可以用藥物控制；但是連續出現的心室早期收縮或是在心電圖上形狀不一樣的多型性心室早期收縮，可能暗示心臟有其他問題，此時必須尋求心臟科醫師的治療。

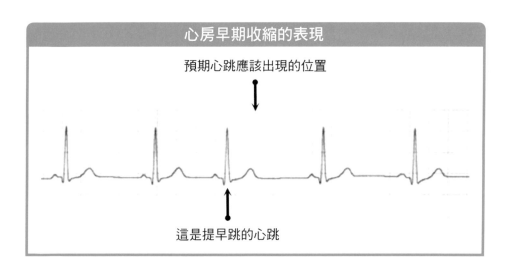

心房早期收縮的表現

預期心跳應該出現的位置

這是提早跳的心跳

◆心房顫動首先要預防中風

心房顫動是一種心跳沒有規則性的心律不整（請參見下圖），在年長者中也相當常見，成因可能與年長者的心臟擴大或是瓣膜硬化等問題有關。

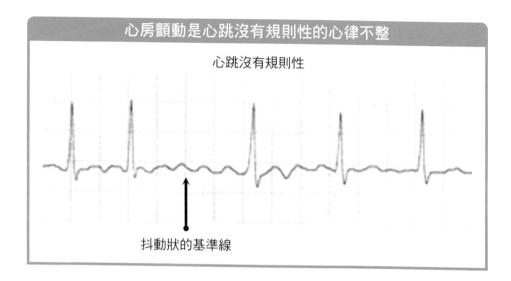

心房顫動是心跳沒有規則性的心律不整

心跳沒有規則性

抖動狀的基準線

◆心房顫動的治療

有時可用藥物或者是燒灼術將心跳轉為正常心跳，但是考慮到年長者的心臟結構通常已經產生相當的變化，把心房顫動調回正常心跳的成功率不大，所以對於年長者的治療方式主要以降低心跳速度和預防中風為主。

有些心房顫動的患者其心跳速度可能會達到每分鐘120～150下心跳，此時患者可能會覺得胸口非常的不舒服、心臟快從嘴巴跳出來，或覺得呼吸好喘，這時就需要透過藥物降低心跳速度，改善症狀。

另外，由於心房顫動，心臟本身不是規律地收縮，所以心臟內的血流會形成擾流，進而容易形成血栓，一旦血栓被心臟打出去到腦部，就會造成腦中風。所以，預防中風對心房顫的患者是很重要的，傳統上我們會使用阿斯匹靈這類抗血小板凝集的藥物來預防中風，但是對於心房顫動造成的中風，往往需要的是抗凝血劑。抗凝血藥物的副作用是會造成出血，所以必須時常抽血去監測藥物的血中濃度，而且食物（特別是蔬菜）會影響此藥物的血中濃度，所以醫生病人在使用上常常會遇上一些困難。

近年來，有新一代的抗凝血藥物上市（Dabigatran、Rivaroxaban、Apixaban），不須監測血中濃度，也不易受到食物影響，出血的機率也較低，在年長者的使用上會比較安全。

心臟開慢車！老人常見心臟傳導障礙

另一個在年長者可能會發生的問題是心臟的傳導障礙，也就好像是心臟的發電機或者是電線出現了老化、故障的問題，而造成心臟不跳。

◆ 心臟傳導障礙的成因與治療

造成心臟傳導障礙的可能原因，包括老化、藥物、電解質不平衡、心肌梗塞等。心臟傳導障礙可能會造成患者胸口不適、呼吸困難、頭暈、或甚至昏倒。輕微的心臟傳導障礙有時可以用藥物來加快心跳得到改善，但是嚴重的心臟傳導障礙通常就需要植入暫時性或永久性的心律調節器來幫助心臟跳動。

適度運動可避免心臟衰竭

PART 1
認識老年篇

PART 2
個案故事篇

PART 3
疾病照護篇

PART 4
居家生活照護篇

心臟衰竭是指心臟的輸出量無法應付身體新陳代謝需求的狀態。造成心臟衰竭的原因很多，譬如高血壓、冠狀動脈狹窄、心內膜炎、心臟瓣膜病變、先天性心臟病、肺部疾病，都有可能造成心臟衰竭。心臟衰竭的臨床表現包括：

- **心臟輸出量減少**：會造成患者疲倦、寡尿、心跳加速。

- **肺部充血**：會造成肺水腫、夜咳、呼吸困難。

- **靜脈充血**：會導致頸靜脈怒張、肝腫大、水腫。

- **心臟腫大**：心臟也會有腫大的現象。

◆ 心臟衰竭的治療

限制鹽分、水分攝取

心臟衰竭的處置，首先要限制鹽分和水分的攝取，鹽分小於一天2克，水分要小於一天1500毫升。

使用藥物治療

- **利尿劑**：這是心臟衰竭最常使用的藥物，目的是增加水分排出，但是年長者使用時，必須注意電解質不平衡的副作用，另外抽筋、痛風的副作用也很常見。

- **強心劑（毛地黃類）的藥物**：這類藥物對於心臟衰竭也有些幫助，特別是合併有心房顫動的患者。但是毛地黃的安全濃度範圍很窄，一不小心可能就會過量，年長者使用上必須很小心，

必須時時抽血監測血中藥物濃度。

毛地黃過量可能會有噁心嘔吐症狀、心搏過慢，也可能會誘發心律不整。

●**乙型阻斷劑**：這類藥物可以幫助增加心臟收縮力，但需要慢慢地增加藥物劑量，副作用是可能讓心跳變慢、心臟傳導障礙等。

其他治療方式

對於心臟衰竭，除了限制鹽分與水分攝取，以及使用藥物治療外，還必須控制患者心臟本身的問題，譬如控制高血壓、處理冠狀動脈狹窄，與考量心臟瓣膜需不需要開刀等。

藥物之外，適度運動的訓練則可以少量地增加心臟的收縮力。有些患者可以接受「再同步電激術」的治療（類似心律調節器的機器）去增加收縮力；或是接受換心手術。

最後，提醒各位讀者，關於自己或是家人的藥物使用上有疑問或是有副作用時，記得跟醫生詢問和討論，如此，醫生才能針對患者的狀況增減藥物。

曾有一個年者的老伯病人，先前的醫院開了十種藥給老伯吃，也吃了很多年。但是，後來老伯開始頭暈、食慾不振，體重也越來越輕，家屬把他帶去門診，醫師把老伯的藥減到剩兩種後，不僅頭暈症狀改善了，食慾也變好，體重也回升，老伯每天還可以自己拄著拐杖去走山路。

提醒各位，年長者對藥物的耐受性和副作用，可能和年輕人是不一樣的，所以需要家人幫忙多多注意年長者的服藥狀況、身體狀況和副作用等。只要有疑慮，還請記得多跟醫生詢問和討論，可以避免年者者的不適！

關於心臟衰竭的臨床案例

門診中有一位約70歲的阿伯來求診，主訴走路就喘、夜咳、腳腫。

首先，我們幫阿伯照了張胸部的X光。X光顯示心臟擴大和大量的右側肋膜積水（請參見右圖）。另外，也幫他做了心臟超音波，發現左心室射出率只有34%（正常應在50～55%以上），這是典型的心臟衰竭。於是，我們就開始使用利尿劑進行治療，也幫他安排肋膜抽水。

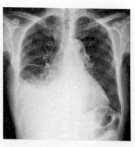

X光顯示阿伯的心臟有擴大、右側肋膜有大量積水。

接著，就是檢查阿伯心臟衰竭的原因。

透過核子醫學掃描，發現阿伯的心臟有大面積的嚴重缺氧，之後幫他做了心導管檢查，發現三條冠狀動脈都有嚴重的阻塞，尤其左前降枝看起來曾經發生過心肌梗塞，所以我們也用金屬支架幫他打通了血管。

目前，阿伯的症狀有改善，還在門診追蹤中，希望藉由支架、藥物，可以讓阿伯的左心室射出率再更進步一些，這樣阿伯的生活品質可以更好，以後也比較不容易喘和積水。

關於此案例，有幾項重點要與讀者分享。

首先，造成阿伯心臟衰竭的原因是因為曾經發生過心肌梗塞，在台灣，很多醫院都可以進行24小時緊急心導管手術，一般建議如果胸痛超過30分鐘未改善，就應該前往急診。

如果是急性心肌梗塞，就會盡快打通血管，打通阻塞血管的時間越短，可以拯救到更多的心臟肌肉，避免心臟肌肉的壞死。雖然忍耐是種美德，但是對於心痛，可千萬不要忍！造成阿伯心肌梗塞的原因是因為抽菸，抽菸有百害而無一利，所以建議必須戒菸。

最後，因為已經造成心臟衰竭，除了利尿劑、增加心臟收縮力的藥物之外，飲食上限制鹽分和水分的攝取也很重要，可以避免水腫的發生。另外，需要患者與醫生好好合作，配合醫生的治療，千萬不要任意改藥或停藥！

老年人常見的肺部疾病
——慢性阻塞性肺病（COPD）

文／陳燕溫（臺北榮總胸腔部呼吸治療科主治醫師）

　　八十多歲的陳爺爺是個不折不扣的老菸槍，吸菸吸了六十多年，之前常有人勸他戒菸，他總說：好啦好啦，兩天一包菸，已經抽很少啦。不過，最近陳爺爺戒菸了，原因是這幾年，走路爬樓梯愈來愈容易喘，痰也覺得變多了，尤其天氣變冷或感冒的時候，狀況更是加劇，也因為這種情形住院了幾次，醫生告訴他說，這種疾病是慢性阻塞性肺病（COPD），是經年累月抽菸的結果，現在戒菸雖然不能改變過去抽菸對肺部造成的傷害，但總是不要再讓肺繼續受到破壞吧。陳爺爺想了想，覺得應該還是要為自己的身體負點責任，也不要再讓家人吸到二手菸了，在老朋友及孫子們的鼓勵下，陳爺爺戒菸成功了，而且很聽話的遵照醫師指示，每天都按時用藥並接受肺部復健，現在的陳爺爺比過往更有朝氣更健康。

　　根據世界衛生組織（WHO）統計，2012 年全球約三百一十萬人因罹患慢性阻塞性肺病（COPD）而死亡，為當年全球第三大死因；而於2013 年世界衛生組織的報告更提出，未來十年內慢性阻塞性肺病（COPD）死亡人數預期將上升30%。在台灣，於2013 年慢性阻塞性肺病（COPD）造成每十萬人中 14.9 人死亡，位居十大死亡原因之第七位。

◆認識慢性阻塞性肺病 （COPD）

慢性阻塞性肺病（COPD）是一種因慢性發炎所造成的呼吸道阻塞疾病，常由長期吸菸、空氣污染等危險因子所引發。疾病對於肺部的傷害多為不可逆，往往對於病患的工作能力及生活品質造成嚴重衝擊。不僅病人與病人家屬必須為疾病持續付出金錢與心力，醫護人員也必須長期投入照護。慢性阻塞性肺病（COPD）病情常隨時間增長而惡化，最終更可能危及生命。

慢性阻塞性肺病（COPD）在胸腔科的門診算是很常見的一種疾病。目前慢性阻塞性肺病（COPD）的盛行率因不同的研究方法、診斷標準與歸納分析而有顯著差異。大部分國家資料顯示不到6% 的人口被告知自己患有慢性阻塞性肺病（COPD）；這也反映了慢性阻塞性肺病（COPD）的疾病認知與診斷皆被低估。 由 1990年到2004年橫跨28國的整合研究以及另一項日本研究顯示：**慢性阻塞性肺病（COPD）的盛行率在吸菸者與曾吸菸者皆高於未吸菸者、年過四十者高於未滿四十歲者、男性高於女性**。拉丁美洲阻塞性肺部疾病研究計畫，在主要拉丁美洲城市調查了年過40歲者，使用支氣管擴張劑後呼氣氣流受阻的盛行率，調查結果皆顯示慢性阻塞性肺病（COPD）盛行率隨年紀增長而顯著增高，其中又以年過 60者為最高，男性的盛行率皆比女性高出許多，盛行率從7.8%到19.7%不等。全球阻塞性肺部疾病負擔計畫調查，結果證明慢性阻塞性肺病（COPD）所造成的負擔遠較先前所見來得嚴重，且在從未吸菸人口中的盛行率也高達 3～11%。

◆慢性阻塞性肺病（COPD）的症狀

年過40之病人有下列條件時，應考慮慢性阻塞性肺病（COPD）之診斷。這些條件本身並非確診條件，但若多種條件同時出現時便提高了慢性阻塞性肺病（COPD）可能性。

- **呼吸困難**：漸進性、活動時更加劇、持續性

- **慢性咳嗽**：可能是間歇性咳嗽，不一定有痰。（慢性咳嗽的定義是咳嗽時間 大於三週以上。）

- **慢性咳痰**：任何形式之慢性咳痰均有可能是慢性阻塞性肺病（COPD）。

- **危險因子暴露史**：吸菸（包括私製菸）、廚房油煙、熱燃油燃燒後產生的煙霧。職業性粉塵或化學物質之暴露。

慢性咳嗽的成因除了慢性阻塞性肺病（COPD）外，還有氣喘、肺癌、肺結核、左心衰竭、間質性肺病、慢性過敏性鼻炎、胃食道逆流等。

慢性阻塞性肺病（COPD）的典型症狀為**慢性且漸進性的呼吸困難、咳嗽及咳痰，每天的病情可能不太相同**。慢性咳嗽及咳痰可能比呼氣氣流受阻更早出現很多年，有這些症狀的人，尤其是高風險的族群，都必須接受檢查以找出病因，並接受適當治療。相反地，有些病人可能已經有明顯的呼氣氣流受阻，卻無慢性咳嗽或咳痰症狀。

◆慢性阻塞性肺病 （COPD）的致病機轉

吸入菸霧和其他有毒微粒如生物燃料會造成肺部發炎，這原本正常的生物反應於慢性阻塞性肺病病人身上表現異常；慢性發炎會引起肺實質組織破壞（造成肺氣腫），並干擾正常的修復與防禦機轉（促使小呼吸道纖維化）。這些病理變化使得肺部空氣滯積（air trapping）並造成漸進性呼氣氣流受阻。

◆慢性阻塞性肺病 （COPD）的診斷

在診斷方面，特別強調慢性阻塞性肺病 （COPD）的診斷必須到醫院由醫師診斷，醫師會詢問是否有呼吸困難、慢性咳嗽、咳痰等症狀，以及危險因子接觸史，再以肺量計作為確診工具。因此慢性阻塞性肺病 （COPD）的診斷不能單靠肺功能，更不能只憑胸部X光或胸部電腦斷層的發現就作出診斷。

◆慢性阻塞性肺病 （COPD）的治療

- **一定要戒菸**：包括二手菸、吸菸斗、雪茄、水煙及大麻者。

- **藥物治療方面**：吸入性藥物包括長效型乙二型交感神經刺激劑與類固醇合併用藥、長效型的抗膽鹼藥物。如果病情更嚴重則會使用口服或注射性類固醇 （吸入性類固醇的副作用要比口服和注射的少很多，是相當安全的一種藥物）

- **肺部復健**：COPD肺部復健工作的目的主要有三：減少呼吸道症狀、提高病人生活品質，及增進日常的身心活動。為達成上述目標，肺部復健涵蓋了某些藥物治療未能處理的問題，如運動機能不全、社會孤立感、情緒變化 （尤其是憂鬱）、肌肉耗損

或體重減輕。然而運動能力的改善不見得代表日常活動量亦會隨之提升。對於病情嚴重的病人，會用上氧氣，甚至呼吸器協助治療。

◆慢性阻塞性肺病（COPD）的呼吸困難評估

0級：我只有在激烈運動時才感覺到呼吸困難。

1級：我在平路快速行走或上小斜坡時感覺呼吸短促。

2級：我在平路時即會因呼吸困難而走得比同齡的朋友慢，或是我以正常步調走路時必須停下來才能呼吸。

3級：我在平路約行走 100 公尺或每隔幾分鐘就需停下來呼吸。

4級：我因為呼吸困難而無法外出，或是穿脫衣物時感到呼吸困難。

一般經過醫師治療後，症狀應控制在2級之下，如果仍在2級以上則建議需回醫師處，再調整用藥。目標是控制在2級之下。

◆慢性阻塞性肺病（COPD）的共病症

由於慢性阻塞性肺病（COPD）與老化、吸菸、肥胖症的相關聯性，以及許多慢性疾病，包括心血管疾病、高血壓、代謝症候群常與慢性阻塞性肺病（COPD）共存。由於病人的症狀常不具特異性，診斷慢性阻塞性肺病（COPD）後，可能造成共病症的延遲診斷，反之亦然。因此慢性阻塞性肺病（COPD）病人，不僅應該積極偵測共病症；對於患有慢性阻塞性肺病（COPD）共同危險因子疾病的病人，也應該積極診斷慢性阻塞性肺病（COPD）。

慢性阻塞性肺病（COPD）常與其他疾病共同存在（共病

症），因此會嚴重影響預後。一般來說，共病症的存在不應改變慢性阻塞性肺病（COPD）的治療策略。心血管疾病是慢性阻塞性肺病（COPD）最主要的共病症，不但最常出現且也最重要。骨質疏鬆與憂鬱也是慢性阻塞性肺病（COPD）主要的共病症，卻往往未被診斷出來，對於病人的健康狀態與預後十分不利。肺癌常見於慢性阻塞性肺病（COPD）病人，是輕度慢性阻塞性肺病（COPD）病人最常見的死因。慢性阻塞性肺病（COPD）病人時常發生嚴重感染症，尤其是呼吸道感染症。

◆ 慢性阻塞性肺病（COPD）的急性惡化

慢性阻塞性肺病（COPD）急性惡化的定義為**病人呼吸道症狀的急性加重，其程度已超越平時的正常差異，且需要改變用藥**。除了感染及空氣汙染暴露外，呼吸道症狀（特別是呼吸困難）的急性惡化可能導因於數種不同的機制，如肺炎、肺栓塞、充血性心臟衰竭、心律不整、氣胸以及肋膜腔積水。

治療慢性阻塞性肺病（COPD）之急性惡化可使用短效支氣管擴張劑、口服類固醇或注射類固醇，中度及重度病情且有膿痰增加和感染風險，則應使用抗生素治療。如果病情未改善須考慮使用呼吸器支持療法。

儘管慢性阻塞性肺病（COPD）嚴重威脅全球人類健康，但民眾對於疾病的警覺卻仍顯不足；大多數民眾並不認識慢性阻塞性肺病（COPD）可能對生活與健康帶來的影響因而疏於日常防範，而罹病者也常不自覺患病而延誤就診時機。另一方面，由慢性阻塞性肺病（COPD）初期症狀並不明顯，也讓診斷困難度增加。因此，希望藉由知識的傳播，讓大家更了解這個疾病，期待能早期防範，早期治療，減少病人失能的風險並延長壽命。

骨質疏鬆、骨刺、退化性關節炎

文／李威儒（臺北榮總員山分院高齡醫學科主任）

人們總是認為骨頭是硬梆梆的，像石頭一樣沒有變化，但事實上，骨頭是呈現一種動態的平衡，骨頭無時無刻不在形成與吸收。當人們老化，骨質的生成速度比不上吸收速度，骨頭就容易變得多孔而易碎，即為所謂的「骨質疏鬆症」。

骨質疏鬆症是一個種漸近式的骨頭流失的疾病。一般而言，骨質疏鬆不會造成明顯的症狀，也正因如此常常會讓人掉以輕心，忽視骨質疏鬆造成的潛在健康傷害。骨質疏鬆會使停經後婦女或是老年人因為輕微的創傷，便引起嚴重的骨折或相關的併發症，進而嚴重影響生活品質與日常功能。鑑於骨質疏鬆症本身無明顯徵兆，常在骨折發生後才被發現，所以被稱為「沉默的健康殺手」。

依據2004～2008年的國民營養健康狀況變遷調查報告，如果以常用的定義，以在腰椎、股骨頸和前臂至少有一部位符合骨質疏鬆症診斷即判定為骨質疏鬆，則台灣50歲以上男性骨質疏鬆盛行率為22.6%、女性為41.2%。也就是說，50歲以上的男性，每五個就有一個、女性每二個半就有一個有骨質疏鬆症。由此可見，骨質疏鬆是一個重要的健康議題。

骨刺與退化性關節炎在老年人身上也是一個非常普遍的疾病。60歲以上者，婦女每四位、男性每六至七位，就有一位患有此病。

大家常常把退化性關節炎與骨質疏鬆誤認為同一疾病，然而，**退化性關節炎**是一個侷限性的疾病，主要影響受侵犯的關節軟骨、軟骨下骨病變與關節邊緣病。最早期的變化是從軟骨內的葡萄糖蛋

白減少開始，因為這個軟骨的主要組成成分減少，使得承載體重或壓力過度集中處的軟骨容易磨損，最後關節裸露出來。關節邊緣或者軟骨下方的骨頭會替代軟骨的作用，成為骨頭的接合面，此處可能發生贅生骨，也就是俗稱的「**骨刺**」。

早期退化性關節炎的病人並不會覺得疼痛，但隨著疾病侵犯到關節，痠痛可以深及關節，常發生在膝關節與髖關節，也可在手指末端指節關節。使用受到侵犯的關節時，痠痛會加劇，症狀一般侷限在受侵犯的關節。適當休息後，疼痛可以得到舒緩。隨著疾病進展，關節邊緣可能出現腫脹或是發出「喀喀」的關節聲響。關節活動範圍逐漸減少，變得較為僵硬，到晚期甚至會產生關節變形，伴隨形成的骨刺，亦可能因為壓迫到神經，產生如坐骨神經痛這類的疾病。

需要有人陪同就診的狀況

如果老人家自己無法清楚表達自己的意思，或是理解能力不足，或是視力不良、聽力不佳，需人協助，或是有行動力不良等問題，宜由家屬或照護者陪同就診。另外，若照護者對於如何照護病人有疑問時，也應陪同病患就診。

就醫指引

骨鬆、骨刺、退化性關節炎該掛哪一科？

● **骨質疏鬆：**可以掛老年科、新陳代謝科、骨科、風濕免疫科、婦產科與家醫科門診，尋求專業協助。

● **骨刺與退化性關節炎：**可以掛老年科、骨科、復建科與家醫科門診，尋求專業協助。

就診時應提供的資訊

● **健康行為與過往病史**：平日健康行為，例如：是否抽菸、喝酒與喝酒的量、父母是否有髖關節骨折病史、過去是否有骨折病史等。

● **目前疾病史**：目前正在使用的藥物。如果有使用類固醇，請特別提醒醫師。如果有甲狀腺疾病、風濕性關節炎、胃食道逆流、便秘、腎結石、子宮內膜癌、乳癌、血栓症、苯丙酮尿症或其他代謝性骨骼疾病，也請告知醫師。

● **自己平常使用的藥物**：將目前使用的藥物明細，整理成一張清單。或者將所有目前使用的藥品，連同印有藥名的藥袋一起提供給醫師，方便就診時供醫師參考。

● **目前的疾病症狀**：包含目前受影響的關節其疼痛程度、範圍、發生的時間，以及什麼情形會加重或舒緩症狀等。

治療選擇時應注意的事宜

- **雙磷酸鹽類藥物**：口服雙磷酸鹽類藥物須搭配大量開水飲用，服用後最好直立半小時，與其他藥物使用要間隔半小時。若有食道逆流等胃腸道疾病，或者有無法久坐或久站的情況，均須告知醫師，無論使用口服或針劑的雙磷酸鹽，均須注意是否有骨頭壞死或者腎功能不良的情況。

- **鈣**：若有腎結石、胃酸分泌不足、容易便秘與腹脹等情形，使用鈣補充劑時，可以考慮改用檸檬酸鈣。有骨鬆問題的更年期婦女，若選擇荷爾蒙補充治療時，宜注意是否有禁忌情況，包含子宮內膜癌、乳癌與血栓症等。

- **副甲狀腺素藥品**：若有轉移性骨腫瘤、惡性腫瘤病史、柏哲氏症或者其他代謝性骨骼疾病，則應避免選擇副甲狀腺素藥品。

- **鍶**：鍶可以同時抑制骨質流失及增加骨質生成，但苯丙酮尿症與靜脈血栓栓塞之高風險性病人，宜避免使用。如果發生嗜伊紅血球增多性藥疹，則須停藥。

- **口服止痛藥**：在治療退化性關節炎與骨刺時，宜鑑別是否有發生神經壓迫的現象。在選擇藥物治療方面，胃腸道消化不良、潰瘍、腎功能不良或年紀較大的病人，宜注意口服止痛藥的副作用，可以選擇比較不傷胃的COX2藥物，或者使用外用藥物。

- **物理治療**：有糖尿病合併神經病變或感覺神經病變者，在進行物理治療的熱敷類治療時，宜預防局部灼傷。

領取慢性處方箋的注意事宜

● 再次確認自己目前病情穩定，不須經常返診，且適合使用慢性病連續處方箋。

● 詢問下次就診時，是否需接受檢查檢驗。如果需要接受檢查檢驗，要預先詢是否需要空腹。

● 領取處方箋時，應詢問相關藥品的保存方式，例如：針劑是否需要冷藏？開封之後的保存期限為何？

● 在使用慢性處方箋的藥品期間，如果有任何不舒服的症狀出現，建議盡快回原來的診所或醫院看診，並不需要等到慢性處方箋的時間到期再回診。

杜絕導致骨鬆的生活習慣

養成良好的日常生活習慣可以改善骨鬆，避免骨折併發症的發生。

● **健康充足的飲食**：您吃的食物內容會影響到您的骨質，因此，維持適當體重、攝取足夠的鈣質與維生素D很重要（請同時參考第234頁〈老人營養好，是健康的基石〉一文）。

多吃富含鈣質與維生素D的食物幫自己儲備骨質

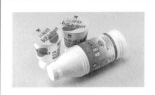

優酪乳

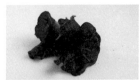

黑木耳

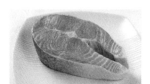

鮭魚

- **避免吸菸**：吸菸時時間越長，每天吸菸的量越多，老年骨折的風險就越高。吸菸的人一旦發生骨折，需要更久的時間才會癒合。老年人吸菸的骨質流失較一般人更快，所以如果您有抽菸習慣，應該盡一切可能立刻戒菸。（戒菸相關資訊請參考衛生福利部國民健康署網址www.tsh.org.tw，免付費戒菸專線：0800636363。）

- **避免過量飲酒**：酒精會影響胰臟干擾鈣質的吸收，也會妨礙肝臟活化維生素D，過量的飲酒會使造骨細胞死亡，使骨質疏鬆的風險增高。何謂「適當的飲酒」？

  每天喝酒最好不要超過兩～三個酒精「當量」（一酒精「當量」約15克酒精），換算成濃度12.5%的紅酒，即不要超過250ml，濃度4～6%的淡啤酒，則不要超過500ml。

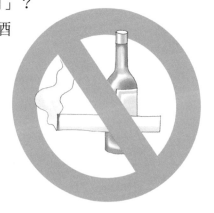

菸、酒都會加速骨質流失。

- **適度的咖啡**：過量的咖啡會影響鈣質的吸收，研究顯示每攝取100 mg的咖啡因（約略為150 ml的咖啡）會讓鈣質流失6mg。好消息是如果一天不超過300mg（大約450 ml），同時搭配鈣質的攝取，可以避免咖啡對於骨質的影響。

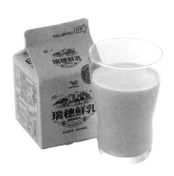

喝咖啡搭配牛奶避免咖啡對於骨質的影響。

● **預防跌倒**（避免骨折）：可以採取一些措施來避免跌倒，例如：檢查居家環境的日常動線是否堆放雜物或易絆倒的物品、隨時保持地面平整並避免地板溼滑。雨天外出時，注意地面積水與坑洞。

● **規律的負重性運動**：適當的運動可以預防骨質疏鬆。在運動的時候肌肉會拉扯骨頭，促進造骨細胞的增生，進來強化骨質。因此，規律的負重運動對於預防骨鬆來說是最好的運動，而且什麼時候開始都不嫌遲。行走時雙腳自然負擔自己的身體重量，所以**對老年人來說，規律的走路就是一個很好的負重運動**。如果身體的體能可以承受，越是激烈的負重運動，效果越好。游泳雖然是一種有氧的運動，但是游泳本身不屬於負重性的運動，所以游泳對於骨質疏鬆的預防幫助不大。

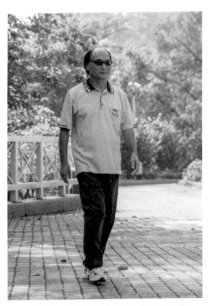

規律的走路就是很好的負重運動。

退化性關節炎最重減輕關節負荷

退化性關節炎的病人日常生活最重要的就是減輕關節負荷的動作，保持適當體重，讓關節休息避免過度磨損。同時需要適度運動，一方面可以舒緩症狀，一方面借由運動使得關節內的軟骨獲得關節液潤滑及營養。**退化性關節炎病人通常年紀比較大，在自我照護方面特別需要預防跌倒。**

日常生活可以儘量走平緩的道路來替代樓梯，例如使用無障礙坡道或在走樓梯時，使用扶手。對於較嚴重的病人可以配合一些輔助器例如手杖或助行器來減輕關節壓力。臥床休息時，儘量使受侵犯關節保持伸展的姿勢，並應經常變化姿勢，避免行動不便的病人發生肌肉關節攣縮。在變化姿勢的時候，宜動作輕柔，避免突然移動或負重。

退化性關節炎病人在選擇運動方面，目的在於放鬆大塊的肌肉，與強化患部關節周圍的肌肉。以膝關節為例，最好的運動就是游泳，或者可以騎腳踏車，藉由鍛鍊周邊的肌肉，來讓膝關節具有承受較大壓力的能力，自然能減緩退化關節帶來的疼痛。

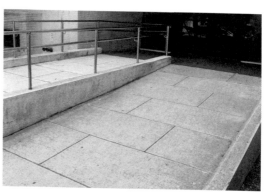

儘量使用無障礙坡道替代走樓梯。

巴金森氏病

文／陳韋達（臺北榮總神經醫學中心神經內科主治醫師、
　　　　　國立陽明大學醫學系副教授）

　　巴金森氏病是最常見的神經退化性疾病之一，全球目前約有7百萬人罹患，各種族的發生率相近，主要發生於中老年人。

　　通常患者初次發病的年齡約在60歲，發病的機率隨著年齡提高而增加，60歲的疾病盛行率約為1%、80歲的疾病盛行率為約4%。以台灣2千萬人口計算，約有4萬人罹患此病。此外，男性罹病率約為女性的1.5～2倍。

　　巴金森氏病的名稱來自一位叫做詹姆士・巴金森的英國醫生，他在西元1817年首先描述此病，病人的動作技能逐漸退化，肢體無法克制地顫抖。後人將他當時所發表的「震顫麻痺」稱作巴金森氏病。

　　歷史上，罹患巴金森氏病的名人不少，像是前中共領導人毛澤東、鄧小平、掀起二次世界大戰的大獨裁者希特勒，以及已過世的教宗若望保祿二世、前世界拳王阿里，與主演「回到未來」的好萊塢影星米高・福克斯、台灣作曲家李泰祥等人。

巴金森氏病的成因

巴金森氏病（Parkinson's disease）是一種慢性神經退化疾病，臨床表現有三大特徵：顫抖、僵硬與動作遲緩。其病變為中腦的一個結構──黑質體的多巴胺神經元退化死亡，導致紋狀體所釋放的多巴胺濃度不足。

研究顯示，巴金森氏病患者多巴胺神經元的數量比健康者少了60～86 ％。多巴胺為一神經傳導物質，對於腦部指揮身體協調動作扮演重要角色，若腦內濃度不足會造成各種肌肉運動障礙。

有些神經退化疾疾，如威爾遜氏病（Wilson's disease）、進行性核上麻痺症（Progressive supranuclear palsy）等，還有某些藥物、毒素、頭部外傷、中風或傳染病等，也會導致類似巴金森氏病的臨床表現，這些通稱為「續發性」的巴金森氏病。所謂「原發性」的巴金森氏病就是指前述的巴金森氏病，由中腦黑質體的神經退化所致。

巴金森氏病非單一因素所致。遺傳的變異，可使個體罹病的敏感性上升，再加上環境及老化因子的交互作用，導致多巴胺神經元的大量減少。在遺傳方面，SNCA、PARK2、PARK7、PINK1及LRRK2等基因突變是危險因子。過去的研究，也顯示某些環境因素，如接觸特殊重金屬、殺蟲劑或除草劑等，或細胞氧化壓力與自由基損害等，也會增加巴金森氏病的罹病風險。

巴金森氏病的症狀

巴金森氏病患者的臨床表現因人而異，主要的特徵如：靜止不動時不由自主的顫抖、手腳與臉部肌肉及關節變得僵硬、精細動作變緩慢。

◆ 靜止型顫抖

通常從單側遠端肢體開始，出現不自主的抖動，**典型的表現是手部搓藥丸狀動作**，頻率約3～5赫茲（即每秒來回抖動約3～5次）。巴金森氏病的不自主顫抖在靜止不動時尤其明顯，活動時則會減緩或消失。此外，在病患興奮、疲倦或有壓力時加重症狀。其後，會在肢體近端、下巴及頭部亦出現不自主的顫抖。

◆ 僵硬

患者手腳肌肉、關節變得僵硬，在伸直或屈曲手腳時會覺得有很大的阻力。影響到臉部時，會出現缺乏表情的「面具臉」。

◆ 動作遲緩

精細動作變緩慢，扣鈕釦、繫鞋帶會有困難。行走時，起步及停步困難，且雙手缺乏擺動。書寫困難，字會越寫越細小，且不清楚。

◆ 姿態異常與步態不穩

大多出現在中末期。因症狀逐漸由單側軀體發展成雙側，造成平衡失調且肌肉僵硬。病患會呈現駝背及前傾，站立、轉彎變慢且不穩。由於動作遲緩，走路起步困難，就像被黏在地板上（Akinetic freezing）；起步後，步伐呈現小碎步、前衝，並容易跌倒。

◆ 其他常見的併發症狀

- **自律神經失調**：便秘尤其常見，其次是睡眠障礙、姿勢性低血壓、頻尿、大量出汗及性功能障礙等。

- **感覺異常**：部分患者的肢體會有麻木或蟲爬感等感覺異常，許多患者亦合併所謂不寧腿症候群。

- **精神症狀**：幻覺、失智、憂鬱及焦慮等。

- **智能障礙**：部分巴金森氏病患者在疾病中後期會演變為失智症，但在此病早期，多數病人的智能除了思考與反應變慢外，並無明顯退化。

- **異動症**：為長期服用左旋多巴藥物的副作用，臉部、肢體軀幹會出現不自主的動作。另外，因體內左旋多巴藥物吸收不均或其接受器敏感度異常，導致「開關現象」。有藥效時「開」，病患運動功能正常；無藥效時「關」，出現顫抖、動作緩慢等症狀。

巴金森氏病的診斷

目前，巴金森氏病的診斷仍以臨床診斷為主，其要旨如下：

● 靜止性顫抖、僵硬、動作遲緩等三大主要症狀，至少出現兩項。

● 症狀從單側開始出現。

● 症狀非因其他因素所致，如藥物、中風、腫瘤或其他腦部結構性病變。病史詢問可協助釐清藥物史。Brain CT、MRI等腦部影像檢查可排除上述會導致巴金森氏病的續發性原因。

● 給予左旋多巴藥物時，症狀明顯改善。

● PET正子放射斷層掃描及TRODAT腦部單光子射出造影，可偵測病患黑質紋狀體處多巴胺系統退化，臨床用於輔助診斷。

臨床上常用「Hoehn-Yahr分級表」來分類及診斷患者的病情階段。巴金森氏病的分期和病程長短沒有一定關係。病患病情維持的好，可能好幾年都停留在同一分期，但也有患者很快就由第一期進展至三、四期別。

巴金森氏病分期診斷要領

分期	程度	患者情況
第1期	輕度	單側身體受影響，但不影響平衡
第2期	輕度	雙側身體受影響，但不影響平衡
第3期	中度	平衡受影響，但日常生活能自理
第4期	重度	無法平衡受影響，但日常生活能自理
第5期	重度	須使用輪椅或終日臥床，日常生活完全依賴旁人照顧

巴金森氏病的治療與就醫須知

巴金森氏病目前尚無根治的方法。儘管如此，隨著臨床醫藥的進步，多數病人的惱人症狀，得以透過藥物治療有效緩解，生活品質明顯改善，尤其在疾病早期。若能充合配合臨床治療、定期追蹤調整藥物，許多病人即使發病多年，仍可保持穩定病況，甚至行動不須扶持、生活自理沒有問題。

到了疾病中末期，若因藥物療效變差，運動功能明顯退化，或因藥物長期使用出現異動症等副作用，則可考慮外科治療。

◆ 常見的藥物治療

巴金森氏病主要是多巴胺（Dopamine）分泌不足與乙醯膽鹼（Acetylcholine）相對過多所引起，目前的藥物治療，其作用機轉可分為補充多巴胺、刺激多巴胺受體與抑制多巴胺代謝等三大類。

補充多巴胺

即含左旋多巴藥物（Levodopa），如Sinemet、Madopar等，是目前最有效的藥物，經由血液進入腦內代謝，藉黑質細胞吸收，增加多巴胺在腦部細胞的含量。

多巴胺受體促進劑（Dopamine Receptor Agonist）

如藥物Requip、Mirapex等。可與左旋多巴藥物併用，延緩高劑量左旋多巴藥物所導致的異動症副作用。在左旋多巴藥物療效減弱或產生副作用時，亦可併用。

●**作用**：有效改善顫抖、僵直、與運動不能等。

●**副作用**：噁心、嘔吐、精神異常症狀、直立性低血壓、心律不整與長期服用後可能導致的異動症。

●**注意事項**：高蛋白飲食會嚴重影響此藥的藥效，應該避免。

COMT抑制劑（COMT Inhibitors）

如藥物Comtan等。此藥為左旋多巴藥物的輔助用藥。

●**作用**：直接刺激腦內紋狀體多巴胺接受器D2和D3。

●**效果**：改善顫抖、僵直、與運動不能等。

●**副作用**：嗜睡。

●**注意事項**：服用後要避免開車、精細或高處工作。由坐或臥姿站起來時，須緩慢改變，有可能導致頭暈及昏眩。

MAO-B抑制劑（MAO-B Inhibitors）

如藥物Azilect等。在巴金森氏病早期，單獨服用此類藥物，可能緩減病程的惡化。

●**作用**：會抑制多巴胺代謝，間接提升腦內多巴胺含量。

●**效果**：研究顯示，合併左旋多巴藥物使用，可增加「藥效開現象」（「on」 phenomenon）16%，並減少「藥效關現象」（「off」 phenomenon）達24%。

●**副作用**：可能增強左旋多巴藥物的副作用，應依患者個別狀況延長服藥間隔或減少左旋多巴藥物使用量。

●**注意事項**：可能引起腸胃不適，最好與食物或飯後服用。

其他藥物

包含Amantadine與抗膽鹼性藥物（Anticholinergics），如B.H.L、Bipiden、Artane、Akineton等。

1.Amantadine

● **作用:** 能直接作用於黑質體細胞，促進其活化，加速合成多巴胺。

● **效果:** 初期患者使用佳，可改善顫抖、僵硬及動作遲緩症狀。

● **注意事項:** 不宜突然停藥，有些患者會因此急速顯著惡化。應於早上服用，避免失眠。

2. 抗膽鹼性藥物（Anticholinergics）

● **作用:** 可抑制腦內乙醯膽鹼、增加多巴胺活性。

● **效果:** 初期患者使用，可改善顫抖。

● **注意事項:** 可能發生便秘，可多吃高纖食物、蔬果及飲水改善。

◆ 外科治療

當患者症狀無法控制、藥物治療無效或產生副作用如異動症、開關現象，進而影響日常行動、生活品質時，便可考慮手術治療。

深層腦部刺激術

深層腦部刺激術（Deep Brain Stimulation）為目前最主要的巴金森氏病治療手術，對病患腦部神經組織破壞程度最小，可選擇目標神經核。藉產生電流來調節腦內不正常的活動，有效控制運動症狀。當患者產生不良反應時，可移除電流產生器等，不會對目標神經核造成不可逆的傷害。

適用於對左旋多巴藥物（Levodopa）反應良好且併有異動症、開關現象等藥物副作用的病患。

燒灼破壞術

燒灼破壞術（lesion procedure）是以加熱的方式破壞不同神經核區域，阻斷病態神經電氣活動。視丘燒灼術適用於嚴重顫抖病患、蒼白球或視丘下核燒灼術適用於僵硬及動作遲緩病患。

僅適用於患者有嚴重單側症狀，不適用雙測患者，對神經組織破壞為永久性不可復原。

◆巴金森氏病的就醫須知

懷疑家中長輩有巴金森氏病時，可尋求老年門診或神經內科專科門診的協助。確立診斷是第一步，建議將病患發病的過程與相關症狀的出現先後及其嚴重度先行整理在小筆記上，一併報告給醫師參考。在病史方面，須回想整理的五大重點包括：

- **神經系統相關之神經精神症狀與病史**：如記憶認知等功能是否也出現變化、是否有幻覺出現、情緒（如憂鬱等）與人格是否有改變、是否曾經中風（腦梗塞或腦出血）等。

- **非神經系統的身體變化與慢性病史**：體重是否降低？是否反覆發燒？過去是否有高血壓、糖尿病等慢性病或三高症候群？

- **外傷史**：是否曾跌倒、車禍或有其他頭痛外傷？

- **藥物與毒物接觸史**：藥物使用有可能導致續發性巴金森氏病，所以一定要將患者過去使用過的藥物種類整理好，最好能提供大致的使用期間。此外，有些毒物的接觸史也很重要，例如：

是否曾接觸重金屬、農藥、毒品等非法藥物、是否曾一氧化碳中毒等。長期抽菸、酗酒等亦須一併提供醫師參考。

● **家族史**：是否直系親屬或家中其他成員也有類似狀況？

在醫師確立巴金森氏病的診斷之後，多半會先開立藥物使用，並請患者規則回診。回診時，除臨床評估症狀是否改善外，患者本身也可以提供藥物使用後的功能變化相關訊息，作為醫師調整藥物的參考。其中，運動功能的改變是大多數醫師調藥最重要的依據，患者可自評走路情形是否改善？手抖、僵硬、與動作遲緩等症狀是否較輕？說話、寫字等費力情形如何？吞嚥功能有無改變？若能提供一天當中，上述症狀的波動情形及與藥物服用時間之關聯則更好。此外，藥物是否導致幻覺等神經精神症狀、睡眠品質如何也是討論的重點。

巴金森氏病日常護理須知

巴金森氏病是一種持續進展的疾病，當藥物無法有效控制病狀時，病患在日常生活上的自主能力會逐漸減退，甚至無法自理生活。因此，家人除了精神支持之外，體貼細緻的日常生活照顧，將使病人保有最佳的生活品質與功能狀態。

◆ 飲食宜少量多餐

巴金森氏病患者常因運動遲緩與肌肉僵硬，而導致吞嚥困難，除提醒小口慢食外，應避免給予低濃度液體，預防嗆到。宜少量多餐的進食方式，確保足夠熱量攝取，並減少攝入高脂肪、高膽固醇食物。

嚴重、慢性的吞嚥困難會併發營養不良、脫水、吸入性肺炎，甚至嗆到窒息等，因此，當發現患者進食有異，應盡早就醫，接受言語治療，以協助改善吞嚥問題。

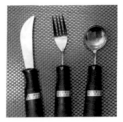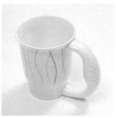

粗柄湯匙、叉子與有握柄的杯碗都是讓長者方便用餐的生活輔具。

此外，若手有震顫現象，進食時宜選擇安全餐具，如有握柄的杯碗，並於底部放置止滑墊，避免滑動掉落；飲水可使用加蓋器皿並使用吸管輔助。

因服藥可能會導致口乾或便秘現象，所以每天應至少要喝六至八杯水。此外，應多攝入富含纖維素的食物，如全穀類及蔬果；並維持固定時間排便，避免便秘。

左旋多巴藥物的吸收會與蛋白質在人體消化道中相互競爭，為避免藥效減弱，高蛋白類食物，如雞蛋、肉類等，最好在晚上食用或避免與左旋多巴藥物同時進食。

◆ 規律適當的運動

巴金森氏病患者常有行動遲緩、肌肉及關節僵硬、起步遲滯等問題，會影響患者的姿勢、行走及平衡等。規律適當的運動，不但可以改善身體僵硬與關節退化，亦可防止便秘、舒緩壓力。

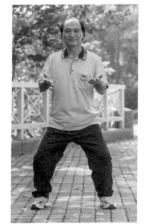

氣功及太極拳等都是極合適的運動。

運動種類無特別限制，肌耐力運動，如競走、節奏感運動練習，如氣功及太極拳等，不但可提升肌肉強度與協調性，亦可維持步態平衡，改善肌肉僵硬。提升病患戶外與社交活動，對其生活品質及獨立生活能力皆有益處。

◆ 浴廁要做好安全防護

使用按壓型沐浴用品、粗柄的牙刷或電動牙刷，才方便患者使用。浴室地面要放置防滑墊、牆壁及馬桶皆須裝置安全扶手，以協助患者身體平衡及預防跌倒。加高馬桶座墊及放置洗澡椅，使患者方便起身及提升舒適性。夜間可在床邊放置便器椅，減少跌倒危險。

做好居家安全防護才能避免跌倒

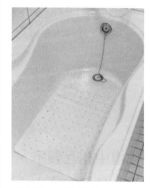

浴缸內放防滑墊。

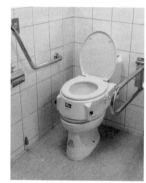

加高馬桶座墊。

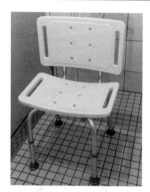

放置洗澡椅。

◆ 衣著要容易穿脫

選擇易穿脫的衣物，如前開襟、大鈕扣或魔鬼氈式服裝。應坐著穿脫鞋、襪，以預防跌倒，避免穿著太緊的襪子及鞋帶式鞋子，必要時可使用輔具協助。

◆ 注意居家環境安全

室內光線需充足，家具靠牆放置，並減少雜物的放置，以增加室內空間。若家具邊緣尖銳，需裝置保護墊，並於門檻、樓梯及開關出貼示明顯標籤，提醒注意。

貼標籤可以提醒老人家注意。

老年憂鬱症

文／劉慕恩（臺北榮總老年精神科主治醫師）

世界衛生組織（WHO）將憂鬱症與心血管疾病、惡性腫瘤並列為21世紀三大疾病，主要的原因便是憂鬱症造成明顯而嚴重的失能。憂鬱症會對老年人造成身體與心理各種功能的下降，嚴重影響他們的健康，並且加重照顧者的負擔。憂鬱症對於老年人的身心健康有很大的影響，可是卻往往被忽略。

老年憂鬱疾患大致可分為：

●重度憂鬱症。

●持續性憂鬱症。

●不典型憂鬱症。

●藥物導致的憂鬱症。

●身體疾病導致的憂鬱症。

因為憂鬱症會造成嚴重的功能失能與較高的自殺率，因此防治憂鬱症便成為重要的公共衛生議題。老人的第一線照顧者及親友可以成為老人憂鬱症的守門員，能盡早發現憂鬱症狀並且協助長者接受治療。

本章介紹老人憂鬱症盛行率、症狀、診斷、就醫治療與陪伴等重要議題，期待可以幫助老年長者及家人進一步了解老人憂鬱症。

親人過世是老年憂鬱症的重要危險因子

台灣本土研究，發現南部地區憂鬱症狀盛行率大約在21.7%左右，其中重度憂鬱症占了5.9%。大型的前瞻性社區研究也顯示，**老年憂鬱症是老年人自殺最主要的危險因子**，在各個年齡層的自殺死亡率中做比較，老人的自殺率是最高的。

前瞻性研究顯示，老年憂鬱症的危險因子包括：睡眠困難、親人過世的哀慟、女性、身體失能以及過去的憂鬱症（*即曾有過憂鬱症病史*）。其中，親人的過世是老年憂鬱相當重要的危險因子，**親人過世以後的哀慟反應，很容易延長惡化成為重度憂鬱症。**

老年憂鬱症的症狀

◆關注身體狀況，而忽略情緒狀況

老年憂鬱症患者較常抱怨身體方面的問題，例如疼痛、疲倦、腸胃不適、心悸等，反而較少表達憂傷感受、罪惡感，因為他們覺得不需要因為情緒的問題去麻煩家人。這些身體抱怨究竟是憂鬱症所造成，或是內外科疾病所導致，需要家屬及醫師一同評估與查證。鑑別的原則是：

● 經過詳細的詢問及必要的檢查後，患者的身體症狀是否有合理的病因可以解釋？

● 身體症狀與心理情緒狀態是否有相關性？

● 對於該身體症狀的抱怨是否超過原本疾病所預期的嚴重程度？

◆認知功能退化，易與老年失智症混淆

最常跟老年人的憂鬱症相連在一起的疾病，便是失智症。失智症初期症狀往往就是憂鬱，憂鬱的老年人比較容易得到失智症。老年憂鬱及失智症兩者鑑別時須注意以下事項：

- **初始發作時間**：憂鬱症的初始發作時間比較清楚，失智症則較為模糊。

- **認知功能的缺損**：憂鬱症也會有認知功能的缺損，但較高皮質功能缺損（例如：失語症、失寫症等）則較少見。

- **記憶受損程度**：憂鬱症患者是近程與遠程記憶一樣差，但是失智症患者則為近程比遠程記憶差。

- **失能狀態的呈現**：憂鬱症患者會強調自己的失能，失智症患者則掩飾失能。

- **受測態度**：憂鬱症患者常不盡力，或回答不知道；失智症患者則會努力想回答正確，卻做不到。

◆出現行為問題

拒絕進食、不配合、尖叫、攻擊暴怒等行為出現時，有可能是憂鬱的表現。此時需要細心了解患者的過去憂鬱症病史及症狀表現；注意有無合併食慾、睡眠狀態改變；並注意行為出現的時間及與社會心理狀態之相關性。

憂鬱症診斷的五大分類

老年憂鬱症的診斷準則與成年人的憂鬱症相同，皆根據《美國精神疾病診斷與統計手冊》第五版做診斷，大致的分類如下：

●**重度憂鬱症**：憂鬱症必須持續2週，並符合以下九項症狀中的五項，且前兩項中至少要有一項：(1)憂鬱、(2)興趣索然、(3)體重明顯減輕或增加、(4)失眠或嗜睡、(5)精神活動遲滯或激動、(6)無精打采、(7)無用感或罪惡感、(8)注意力減退、(9)有自殺意念，同時個人功能（工作能力、社交能力、自我照顧能力）明顯減退。

●**持續性憂鬱症**：患者具有2年以上持續性的憂鬱情緒，還須具備以下六項症狀中的二項：(1)食慾增加或減少、(2)失眠或嗜睡、(3)無精打采、(4)自尊心下降、(5)注意力減退、(6)無望感，同時病程必須在2年以上，且在同一病程中不得超過2個月的緩解期。

●**不典型憂鬱症**：如果嚴重度與重鬱症相當，但不到2週就痊癒，或是不及2年、程度較輕的憂鬱病症，可歸類於不典型憂鬱症，如產後憂鬱症、經前症候群、復發性短暫憂鬱症。

●**藥物導致的憂鬱症**：如鴉片類藥物、類固醇製劑、β阻斷劑、酒精、精神安定劑、某些胃藥（如Cimetidine）、抗癌藥物（如Bleomycin）等。

●**身體疾病導致的憂鬱症**：如腦中風、巴金森氏症、甲狀腺低下症、全身紅斑性狼瘡、尿毒症、惡性腫瘤、心肌梗塞等。

依症狀不同選擇治療方式

◆抗憂鬱藥治療

提升大腦內可使用的單胺類神經傳導物質（如血清素、正腎上腺素、多巴胺），直到穩定平衡狀態。抗憂鬱藥物的治療要遵循「低劑量開始，再緩慢增加」的原則。治療時應該儘量挑選副作用較少的藥物，如可先使用「選擇性血清素再吸收抑制劑」來作為初始治療；或依照憂鬱症狀來選擇不同機轉的抗憂鬱藥物，如病人以倦怠為主要症狀時，可用「正腎上腺素與多巴胺再吸收抑制劑」。

老年人往往需要比年輕人更久的時間，才能夠開始對藥物有所反應，也常常需要較長的時間來達到明顯的改善，通常一次調整藥物之後，需要4～6週，甚至是8週，才能看到藥物的效果。在等待藥物慢慢發揮作用的時間，家人的陪伴鼓勵及輔助的心理治療便很重要。

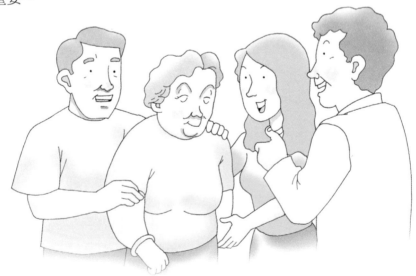

家人的陪伴鼓勵是對抗老人憂鬱症的良方。

◆心理治療

對於輕度到中度的憂鬱症病人，特別是那些合併有明顯社會心理壓力、內在衝突、人際困難或性格障礙者，心理治療扮演了重要的角色。認知行為治療及人際關係治療已被研究證實對改善憂鬱症狀和減少復發有很大的幫助，精神動力心理治療則以合併處理更廣泛與長期的問題為治療目標。另外，團體治療藉由獲得支持、分享經驗達到舒緩憂鬱症狀的效果。

◆電痙攣治療

在藥物及心理治療無效、無法忍受藥物副作用，或有強烈自傷自殺危險時，可考慮施予。通常在六至十次電痙攣治療之後會有效果，但電痙攣治療結束後仍然需要配合藥物做維持性治療。電痙攣治療不建議在以下幾種情況下使用：有腦瘤引致顱內壓升高、腦血管瘤或顱內出血病史、中風或心肌梗塞的3個月內、嚴重心律不整或肺功能嚴重缺損等疾病。

陪伴患者就醫，一起討論最合適的治療法

◆ 當懷疑家中長輩有憂鬱症，帶他們就診的技巧

傾聽與同理

先耐心地聽老人家埋怨、訴苦，不要急著給予建議，此時他已被憂鬱情緒淹沒，再好的建議一時間也聽不進去。同理他的沮喪與擔心，表示家人會接納其目前仍猶豫不決的心態，並告知你會支持他、和他共同面對問題。

協助察覺

當長者願意與你一起討論憂鬱的難題時，即可以再進一步協助長者察覺目前的情緒，和他談談你看到他在情緒表現、認知能力、外表打理、行為舉止及體能健康各方面與過去明顯出現落差的部分，並提出你擔心的理由，以具體的例子說明你看到他與憂鬱症相關的表現。

趁長者抱怨身體症狀時，告知接受治療的需要性

「治療身體不適」是比較容易被接受的治療理由，當老人家抱怨或同意自己的身體不舒服時，家屬可藉機提議帶他到醫院做個檢查評估。因為身體病痛去醫院檢查治療是很平常的，老人家比較不會有戒心或在意，這樣就有機會帶他到醫院了。

就醫過程的重要協助者

在協助就醫的過程中，家人占有很大的影響力。因此在勸說之前，家人要先整理自己對就醫的想法與態度，能否包容、理解病人現在的猶豫與拒絕態度？這樣才能恰到好處地拿捏自己的用語，否則很可能不慎發洩多日來的怨氣而口出重話，破壞了好不容易營造的就醫契機。

家屬要鼓勵病人就醫，避免因錯誤的觀念反而阻止老人家就醫，門診時，常有很多家屬或兒女常會問：「為何我爸（媽）要看精神科或身心科？」因此，家屬必須先說服自己，接受長輩有憂鬱症，需要看病的事實，如此才能幫助病人規則就醫。

家人的支持態度

憂鬱讓人欲振乏力、對世界失去盼望，想找人依靠卻又欲拒還迎，後來選擇矛盾地把自己隱藏起來，這時患者最需要有人相陪，以溫和而非辯論的語氣和他談談，比如說：「我看得出來你很難過，你我都希望能一步步走出來，讓我們一起想想可以做些什麼？或是透過哪些人的幫忙可以讓你覺得好過些？」當患者感受到被支持和關心，就會願意與人一起面對自身的憂鬱難處。

家人要先閱讀憂鬱症資料

如果你想向病人說明究竟什麼是憂鬱症，說法最好有事實或理論依據，例如：「根據目前的研究顯示憂鬱症與大腦失調有關……」，透過有憑有據的內容，較能說服一個目前對外界完全否定的人。

勿將長者標籤化

想要說服老人家就醫，就先不要替他冠上「病人」這個名詞，避免立即貼上「精神病」的標籤，並且不宜語出威脅，例如：「你再這樣，就送你去住院！」甚至批評他說：「都是你！整個家庭氣氛全被你搞砸了！」這類指責性的用語反而讓他覺得自己很糟糕、拖累家人，讓他想要放棄自己，甚至萌生輕生念頭。

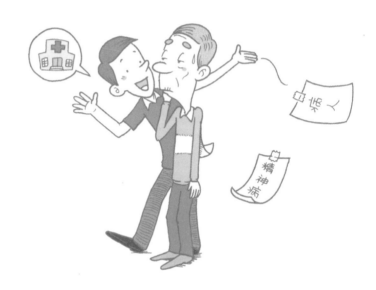

造的就醫契機。家屬要鼓勵病人就醫，避免因錯誤的觀念反而阻止老人家就醫，門診時，常有很多家屬或兒女常會問：「為何我爸（媽）要看精神科或身心科？」因此，家屬必須先說服自己，接受長輩有憂鬱症，需要看病的事實，如此才能幫助病人規則就醫。

◆就診科別：老年門診、次專科門診

老年憂鬱症的就診科別以老年精神科為主，一般精神科、高齡整合門診或老年醫學相關門診亦可就醫。

◆就診時應提供正確資訊，以利醫師診斷及治療

憂鬱症的患者或家屬可先整理下列「疾病史」的資料，看診時提供醫師作為參考：

- 有沒有生理方面的疾病？例如：高血壓、糖尿病、癌症、氣喘、心臟疾病、甲狀腺或神經系統方面的問題？過去曾經罹患過哪些疾病？曾接受過哪些治療？

- 何時開始有情緒低落及身體不適的症狀？

- 之前有沒有出現過憂鬱症、情緒問題？何時發作？為期多久？有沒有治療？如何治療？

- 目前或過去有精神方面的疾病嗎？何時發生？為期多久？如何治療？

- 是否喝酒、吸毒？何時開始？使用多久？份量多少？

- 是否長期用藥？用什麼藥？目前使用何種藥物？劑量多少？

- 家族中有人有精神方面的疾病嗎？親人曾經罹患憂鬱症嗎？是否有親友曾經自殺或企圖自殺？

- 最近的生活有沒有明顯的壓力？或較大的改變？或發生重大事件？

- 目前生活功能是否有變化？例如：自我照顧、家事處理的能力是否變差？

在就醫初期，親友要盡可能陪伴看診，一方面提供訊息、協助診斷，另一方面可了解疾病病因、日後的治療計畫，並與醫療團隊進行討論。

◆回診前的注意事項

● 給予病人情緒上的安慰，包括同理、包容、鼓勵等。

● 不要罵病人偷懶或裝病，也不要期待他很快就不憂鬱。

● 關注病人有否遵循醫囑，如規則服藥就診、不喝酒等。

● 陪伴病人，直到症狀改善，或幫助他尋求多元的治療模式，如找尋病人有樂趣的活動，例如宗教活動、文化活動、運動、唱卡拉OK等，並邀請病人多參與。

● 若邀請被拒絕，請務必溫柔地堅持，但是活動不要安排太多或催促得太急。

● 永遠懷抱希望，要耐心地陪伴病人，最終憂鬱症會康復。

◆需要馬上回診的情況

● 當憂鬱症狀惡化、新症狀出現。

● 出現自傷、傷人的意念及計劃時。

● 疑似有藥物副作用出現且無法忍受。

● 生活上出現突發事件、該事件對病人影響巨大時（如親友去世）。

● 當病患主要照顧者及支持者換人或離開時。

老年憂鬱患者不易察覺自身的情緒障礙。因此我們應積極關注家中長者憂鬱症狀，一旦確立診斷須鼓勵其接受治療，以減輕社會及家人的負擔，提升長者身心健康與生活品質。

失智症

文／陳廷斌（台中榮民總醫院神經內科主治醫師）

王培寧（臺北榮總一般神經科主治醫師、國立陽明大學醫學院神經學科教授）

失智症的盛行率隨著年齡增加而上升，且過了65歲以後，約每增加5歲，盛行率就增加一倍。根據衛生福利部委託台灣失智症協會於2011～2013年所進行的「台灣失智症流行病學調查」，於2013年發表了最新數據如下：

● 65～74歲的長者中，4.9%有失智症。

● 75～79歲有6.7%。

● 80～84歲有11.6%。

● 85～89歲有20.3%。

● 90歲以上有34.0%。

在台灣社區中，每天將增加十四位失智長者，所以失智症對健康照護與家庭負擔造成的衝擊以及衍生出的社會影響是相當大的。

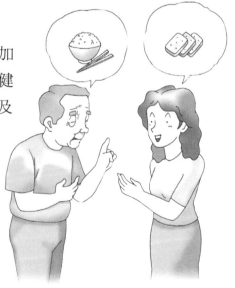

在台灣社區中，每天增加14位失智長者。

219

失智症的常見病因

失智症並不是單一疾病，而是數種症狀的組合。造成失智症的原因相當多，除退化性疾病造成的失智之外，有些病因是須立即治療的。以下是常見失智症的原因。

◆ 退化性失智症

阿茲海默症

阿茲海默症是最常見的失智症，失智症患者中有六成的病因是阿茲海默症。患者大腦內有不正常類澱粉斑和神經纖維纏結的沉積，造成大腦細胞死亡、智能退化。**記憶力不好是阿茲海默症早期最主要的症狀，患者容易忘記「最近」發生過的事物，忘記說過的話。**每個人依其退化部位與病程的不同，大腦智能會有不同程度的退化，包括語言、判斷力、時空感等，個性上也會陸續出現重大改變。患者病情逐漸嚴重，終至影響日常生活與自我照顧能力，病程可達8～12年。

額顳葉失智症

與阿茲海默症不同，此類病人並非以記憶力減退為起始症狀，在疾病早期以行為異常、個性改變和語言退化等症狀為主要表現，且額顳葉失智症的發病年齡較阿茲海默症早，大部分在70歲前發病。臨床上主要分為兩種型式：

● **行為異常型額顳葉失智症**：病人出現明顯人格改變或缺乏控制自己行為的能力，做出不符合社會要求的行為，例如：在公共

場合不適當的穿著、言談、肢體接觸或情緒表現。

● **語言退化型額顳葉失智症**：以語言功能逐漸退化來表現，又可分為「非流利型漸進性失語症」和「語意型失智症」兩種。非流利型漸進性失語症主要的問題是語言表達流暢度變差，病人出現說話速度變慢、話變少、口吃等現象；而語意退化型額顳葉失智症病人主要的問題則是無法正確使用單字，舉例來說，在初期可能忘了「老鷹」這個單詞，一律稱呼所有有翅膀的生物為「鳥」，最後則只能用「東西」來代表所有的「動物」，不僅想不出適當的詞語，甚至無法理解詞語的意義。

路易氏體失智症

路易氏體失智症是退化性失智症中第二常見的失智症。除了有失智的症狀外，臨床上主要有三個特殊的表現：

● **巴金森氏症的動作特徵**：例如動作緩慢、肢體僵硬、顫抖、步態不穩等。

● **栩栩如生的視幻覺**：幻覺的內容相當多元，可能包括看到熟人、已逝去的親人、陌生人、小孩、動物、昆蟲、蛇等。

● **波動性認知功能變化**：認知功能發生變化的同時，並伴隨明顯注意力缺失，發生時間不固定，如此的波動變化可能發生在一天之中，或也可在數天或數週內出現認知功能急速變壞、意識不清，甚至是昏睡等症狀，過幾天之後又自然好轉。病人也常出現動眼期睡眠障礙，在睡夢中大聲說夢話，甚至喊叫，同時有揮動四肢的情形。

◆血管性失智症

 主要的原因是腦部血管病變或中風導致腦細胞死亡所造成。症狀可以是突發性或階梯式漸進性變差。患者早期症狀輕微，隨著小中風發生頻率越高，病人的能力會隨之退步，除了大腦智能減退外，亦較早出現行動上的困難。

◆可治療之失智症

 並非所有的失智症都屬於退化型或是因中風所造成，還有一些是可經由治療而改善甚至治癒的，可能的病因包含頭部外傷、中樞神經系統感染症、腦部腫瘤、新陳代謝及內分泌障礙（如肝／腎功能不全併腦病變、甲狀腺疾病、電解質不平衡、維生素缺乏等）、正常腦壓性水腦症、中毒（藥物、酒精、一氧化碳與重金屬中毒之後遺症）。所以當家中長輩出現失智的症狀時，一定要盡快就醫，先確定病因，才能對症治療。

掌握就醫黃金時機

前面已提到失智症是一個症候群，除了大家所熟悉的記憶力減退外，還包括了語言、空間辨識、判斷力、思考能力等各種大腦功能的衰退。國際失智症協會提出了失智症早期症狀的十大警訊，以利病人與家屬提早發現失智症可能的症狀表現。

- **記憶力改變並影響日常生活**：剛獲得的資訊常常馬上忘記，會不自覺地重覆詢問，連旁人提醒也不太有印象。

- **失去計畫事情或解決問題的能力**：無法計畫處理日常事務，甚至做出與以往不同的判斷或錯誤的決策。

- **無法完成熟悉的工作**：在家中、工作場合或休閒活動中，無法應付原本應該駕輕就熟的事務，造成每天的日常工作或生活出現困難。

- **對時間或空間感到困惑**：忘記現在是何年何月、白天或晚上，同時常對事件、時間和地點的關聯性產生混淆。甚至有時在自家周圍熟悉的地方，會突然覺得陌生，而找不到回家的路。

- **對了解視覺影像和空間關係產生困難**：視覺空間障礙也是失智症的一項警訊。可能出現在閱讀時會跳行，對物品遠近距離的判斷、決定顏色或對比上出現問題。

- **在文字使用上出現新的困難**：無法了解複雜的字句，說話也變得簡短，對談或是參與別人的談話上出現困難。

- **物品放錯地方，失去回頭尋找的能力**：弄丟了東西卻無法回頭去找它，甚至懷疑是別人偷走了，而且因為怕被偷，而刻意把物品藏起來，往往將東西放在不尋常的地方。

● **判斷力變差**：判斷力或做決斷的能力減退，而做出不宜的決定，如支付大筆金錢給打電話來的推銷商或借錢給陌生人等。

● **退出工作與社交活動**：不再有興趣參加原本喜愛的社交活動、嗜好或運動，變得不愛出門，也不與人交談。

● **情緒和個性的改變**：遇到無法處理的事務或弄錯事情，便會感到困惑、焦慮、憂鬱或害怕，甚至勃然大怒。

失智症早期症狀的10大警訊

1 記憶力改變並影響日常生活。

2 失去計畫事情或解決問題的能力。

3 無法完成熟悉的工作。

4 對時間或空間感到困惑。

5 對了解視覺影像和空間關係產生困難。

6 在文字使用上出現新的困難。

7 物品放錯地方，失去回頭尋找的能力。

8 判斷力變差。

9 退出工作與社交活動。

10 情緒和個性的改變。

尋求神經內科、精神科與老年醫學科醫師

如果出現上述的情況時，應先就醫評估患者在認知功能的退化程度上是正常老化，還是輕度認知功能障礙，或是已嚴重到失智的程度。

若確定有認知功能減退的現象，則須確認病因，評估是否因焦慮、憂鬱、藥物或是其他疾病所造成。建議找有失智症專長的醫師或是接受過失智症專業課程訓練的醫師診治，主要是神經內科、精神科與老年醫學科醫師。台灣臨床失智症學會（www.tds.org.tw）的網站上，也有接受過完整失智症訓練課程並有經過認證的「失智症診療醫師推薦名單」（http://www.tds.org.tw/html/front/bin/ptdetail.phtml?Part=tds_doctor_name&），供民眾參考。

失智症的診斷與嚴重度的判定，非常需要仰賴家屬提供詳細資訊。醫師會先經由問診、會談，再進行認知功能檢查、實驗室檢查來進行診斷。

◆問診與會談

醫師會先詢問病情發生的經過？何時開始出現症狀？最早出現的異常為何？漸漸發展出哪些新的變化與症狀？病程變化的速度如何？並請家屬協助舉出患者在日常生活中或工作上，記憶力、執行力、判斷力減退的各種事例，以了解日常生活功能受影響的程度，並確定患者是否有失智，及其嚴重度為何。醫師也會詢問患者過去的病史和目前正在使用的藥物種類。

◆認知功能檢查

在經過對患者與家屬問診後，會依病情需要安排各種心智測驗，藉由標準化的認知功能測驗以及與同住家屬或主要照顧者晤談的方式，評估患者認知功能缺損、行為問題以及日常生活功能退化的嚴重度。

◆實驗室檢查

檢測項目包括：腦部電腦斷層（或是磁振造影）、肝腎功能測試、血糖、血液常規、甲狀腺功能、血中維生素B$_{12}$、葉酸濃度和血清梅毒等，以釐清可能的病因。必要時，可加做腦波檢查、單光子電腦斷層檢查、腦脊髓液檢查等。

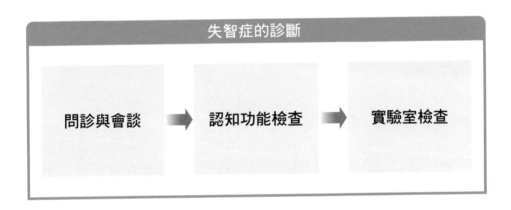

失智症的診斷

問診與會談　→　認知功能檢查　→　實驗室檢查

藥物治療僅能延緩退化速度

治療失智症的藥物可分兩大類——「乙醯膽鹼酶抑制劑」和「麩胺酸NMDA受體拮抗劑」。此兩大類藥物目前在臨床上都只有暫時改善阿茲海默症病人症狀、延緩其知能退化的作用,而無法阻止病程的發展或是使病人的記憶力恢復正常。

◆ 乙醯膽鹼酶抑制劑

這類藥物目前共有三種——Donepezil(代表藥物為Aricept®愛憶欣)、Rivastigmine(代表藥物為Exelon®憶思能)和Galantamine(代表藥物為Reminyl®利憶靈),主要是用在治療輕度至中度的阿茲海默症,可減緩認知功能和生活功能退化的速度。常出現噁心、嘔吐、腹瀉、胃痛、無食慾、頭暈等副作用時,通常這些症狀的程度均不嚴重,且服用一段持間後會逐漸消失。

失智症的治療藥物		
分類	乙醯膽鹼酶抑制劑	麩胺酸NMDA受體拮抗劑
學名	●Donepezil:代表藥物為 Aricept®愛憶欣 ●Rivastigmine:代表藥物為 Exelon®憶思能 ●Galantamine:代表藥物為 Reminyl®利憶靈	Memantine
主要作用	治療輕度至中度的阿茲海默症,可減緩認知功能和生活功能退化的速度	治療中度至中重度的阿茲海默症,可減緩病人在認知功能及生活功能的退化
副作用	噁心、嘔吐、腹瀉、胃痛、無食慾、頭暈等	暈眩、頭痛、疲倦、便秘等

◆麩胺酸NMDA受體拮抗劑

此類藥物目前只有Memantine一種。藥物試驗的結果顯示，此種藥物無論是單用或和乙醯膽鹼酶抑制劑並用，都可以減緩病人在認知功能及生活功能的退化，目前主要用來治療中度至中重度的阿茲海默症，常見副作用為暈眩、頭痛、疲倦、便秘等。

目前針對失智症的藥物並沒有辦法阻止或恢復已經受損的大腦細胞，但可能可以使患者的症狀獲得改善或延緩疾病的進行，在治療上分為藥物治療與非藥物治療，希望透過治療增進患者的生活品質，減輕照顧者的負擔，並且延後患者被送到安養中心的時間。此外，失智症的照顧者也是我們需要關心的族群，治療對象除了病人還有家屬，藉由團體活動讓病人家屬可以分享照護的經驗，讓原本單打獨鬥的照顧者有機會得到同為失智症家屬的支持。

領取失智症藥物和慢性處方箋的注意事宜

治療阿茲海默契症的藥物價格較高，根據健保局藥品給付規定須經事前審查核准後方可使用，醫師需寫專案特別向健保局申請給付。一次審核通過，能使用12個月。

病人需每年接受一次認知功能的追蹤檢查，一方面評估藥物對病人的治療效果，另一方面需將評估結果送到健保局審核是否符合繼續使用的規定。

結合非藥物治療，效果加成

　　雖然目前臨床上已有多種相關藥物可供選用控制，但是仍有一些病人對藥物治療效果不理想，或是因副作用而無法服藥。非藥物治療介入的效果有時並不亞於藥物治療，而且合併藥物和非藥物治療，兩者相輔相成有加成的效果，使病情得到最好的控制。

◆ 病人方面

　　除藥物治療之外，藉由環境的調整（熟悉的、穩定的、有安全感的）、活動的安排、團體治療、行為治療、支持性心理治療及職能活動的安排、認知訓練、懷舊療法、亮光、按摩、音樂治療、芳香療法、寵物治療、藝術治療、園藝治療等非藥物照顧方法，不僅能改善失智患者精神行為症狀，也能維持病人的認知功能、身體活動與社交功能。

◆ 照護者方面

　　失智症家屬可以參加認知及情緒支持團體的活動。目的在運用團體的力量促進家屬間的互動及交流，分享彼此照顧經驗，獲得情緒支持，以提升家屬照顧患者的意願及能力，並增進照顧失智患者的知能及技巧。

失智照護注意事宜

◆病人方面

失智症病患會有醫師開立的診斷書與身心殘障證明,必要時可以申請外籍看護,萬一有財務或法律問題時,也會有所幫助。整個過程是需要做好長期抗戰的準備,包括家中照顧人力的分配、需要找個可信賴的人(至親、摯友,甚至會計師、律師)協助財務規劃、指定法定代理人、預立遺囑、接受治療或考慮基因檢測,甚至修復家人關係,以及後續的安寧照護,並決定將來病重時是否要接受心肺復甦術等。

在最初輕度的3～5年間,認知功能減退的情況並不嚴重,還可從事簡單或熟悉的工作,尤其能享受食物的美味和旅遊的樂趣,可以好好規劃生活,珍惜與家人相處的時間,凝聚親情、友情,享受「活在當下」的美好,甚至完成未了的心願。

在照顧中度失智病患時,可讓長者多參與為其設計的照護活動,增加與社會接觸的機會,以避免脫離人群,產生孤立無助感,另教導長者依循生活線索或求助他人,以協助處理日常生活。此外,應注意環境設備的改善,以幫助與協助長者日常生活功能運作。並且定期回診追蹤,接受醫療照護與治療。此外,也可以申辦走失手鍊與指紋捺印,以防長者迷失。

在照顧重度失智患者時,由於病人多處於臥床狀態,日常生活完全仰賴照護者的協助,如果家人無法提供足夠的時間與心力時,可以考慮讓長者進入養護機構,由專責專業醫護人員照顧,或是申請外來看護於家中協助照料病患。

PART 1
認識老年篇

PART 2
個案故事篇

PART 3
疾病照護篇

PART 4
居家生活照護篇

◆照護者方面

當長者失智的症狀越來越嚴重，要有父母與兒女角色互換的心理準備，也要了解他們的認知功能雖然逐漸退化如小孩，但不像小孩有學習成長能力，是不能勉強的。

面對失智親友的症狀時淡然處之，不大驚小怪，並從旁提醒或不著痕跡地協助。可以從「調整心態」和「改變生活作息」著手，也就是心平氣和、不勉強、多讚美、做好心理準備、尋求社會資源幫助等原則。不要一個人把所有的工作都扛下來，應該請家庭成員共同分擔。要把自己照顧好，才能照顧好失智症患者。

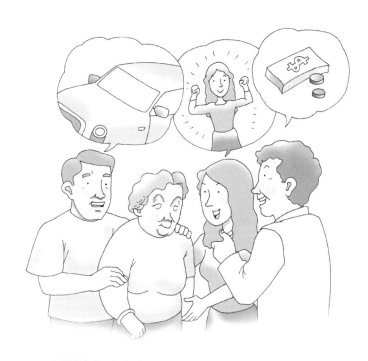

面對失智症家人，全家人共同分擔才能長久。

失智症的預防

　　對於退化性疾病而言，由於尚未有可治癒疾病的藥物，最好的治療就是預防。失智症致病和發病原因複雜，受到基因與環境交互作用的影響。年齡、女性、血脂蛋白基因E的四型、老年憂鬱、低教育、不動腦、血管性因子（高血壓、糖尿病、高血脂）、少活動和人際關係不活躍等，都是已知的危險因子。

　　面對失智症，因應之道就是受教育、多動腦、多運動、多從事休閒活動、擴展社交網絡、清淡飲食、多吃蔬果、預防中風、想法樂觀，與治療高血壓、糖尿病、高血脂和老年憂鬱等疾病。

　　失智症只是疾病的一種，不需要覺得羞恥而刻意隱瞞。既然無法完全預防，也無法精確預知，機率人人都有，那麼何不在我們心智健康時好好把握，多多體驗人生，活在當下。即使有朝一日會得到失智症，屆時忘掉一切，也是另一種活在當下的生活啊！

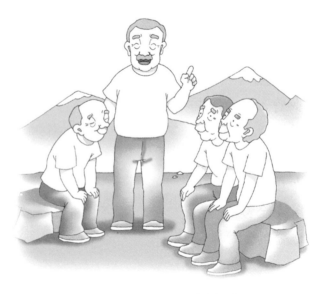

人際往來有助於預防失智症。

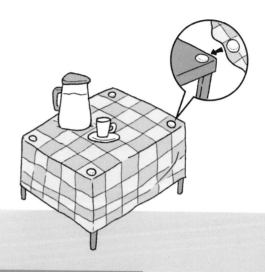

PART 4 日常生活照護篇

安心照顧，就地老化

對於老年生活來說，
「營養不足」比起「肥胖」問題更值得關注！
若長期營養攝取不足，恐有失能之虞；
許多老人患有多重慢性疾病，
看病習慣也多遊走各大醫院各科診間，以致出現多重用藥，
治病不成反而增加健康風險，不可不慎！
另外，現在家庭結構大不同，即使是與家人同住的長者，
也可能因子女在外工作，白天只有老人自己在家，
考量居家環境安全設計、休閒活動的安排、
緊急狀況需送醫的注意事項，都是本篇探討的照護重點。

老人營養好，是健康的基石

文／李純瑩（高雄醫學大學附設醫院老年醫學科／家庭醫學科醫師）

　　85歲的羅爺爺由鄰居協助帶來門診就醫。羅爺爺說，身體總覺得不舒服，但又說不出是哪裡不舒服，只覺得最近體力越來越差，有使不上力的感覺。在生活上，羅爺爺大多可以自理，但是隨著年紀漸長，步伐日漸蹣跚，眼睛也看不清楚，近來幾乎足不出戶。

　　羅爺爺與兒子、媳婦和兩個孫子同住，因為兒子與媳婦都在工廠上班，孫子還在上學，大家都早出晚歸，平時大多只有羅爺爺一人在家。當詢問到羅爺爺的飲食情形時，他說，飲食大多由媳婦協助準備，媳婦早上會先將中午的飯菜做好，冰在冰箱，到了用餐時間他再拿出來加熱食用，有時媳婦沒時間準備，就委請鄰居代買便當。有時家人下班得晚了，晚餐就吃中午的剩菜，或是等到家人買晚餐回來。

　　在仔細做完身體評估之後，發現他最近1年以來體重瘦了5、6公斤，有一點脫水的現象，除此之外，沒有其他的重大異常疾病。在詳細評估之後發現，這段時間以來，羅爺爺飲食的質與量都不夠，累積下來，可能就是導致體重減輕、肌肉質量減少、肌力衰退的主要原因。

老年人營養狀況常被忽略

　　由於現代生活飲食充足，「肥胖」成為了現代人的流行病。然而，對於老年人來說，「營養不足」反而是值得重視，但又經常被

忽略的問題。

「吃」是基於人的生理需求所反應的行為，但也會受到心理、社會、環境等因素所影響，例如，當感到肚子餓、受到食物的色、香、味所引誘，或是身處歡樂的聚會場合時，都會讓人食慾大開，而想要「吃」。然而年齡增長後，人的身、心、社會狀態會有所改變，再加上可能伴隨不等程度的疾病狀態，飲食、口味可能因此改變，導致胃口變差或是飲食的質量不足，長期下來，「營養不足」的可能性因此增加。

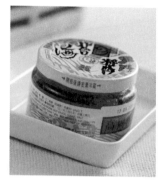

老人家對於罐頭食品的「重口味」頗多青睞。

老化會令老年人「食之無味」

嗅覺、味覺及消化功能會因老化而衰退，包括舌頭上的味蕾、味覺中樞神經元及嗅神經元的數目減少、腸胃消化吸收變慢，使得較無法品嚐出食物的口味及香味而減少食慾，胃排空延遲導致不覺得餓而吃得少，長久下來，可能導致營養攝取不足。另一方面，有些老人家為了吃出口味，會煮出比較鹹的食物，或是喜歡配鹹醬瓜或豆腐乳等較有鹹味的食品，如此長期攝取也會傷害健康。

咀嚼能力及口腔健康影響營養吸收

缺牙、蛀牙、牙齒咬合不良、牙周病、牙齦炎、口腔潰瘍感染、味覺障礙等等都會影響食慾或咀嚼能力，也使得食物的選擇受限，例如蔬菜、水果等富含纖維的食物將會難以嚼食吞嚥。曾有研究顯示，比較假牙患者及牙齒正常患者的營養素，結果發現戴假牙的患者體內的 β-胡蘿蔔素、維生素C、葉酸及纖維攝取量皆少於牙齒正常者。

吞嚥能力限制食物的選擇性

吞嚥功能和食道蠕動能力也可能因老化而減退。老年人口水分泌減少，致使食物吞嚥不順暢。有些疾病，例如腦中風、阿茲海默症、巴金森氏病等，也會導致吞嚥功能障礙。當吞嚥功能不良時，必定會影響進食狀況，而食物的選擇性也會受到限制。

如果發現老人家經常出現流口水、慢性咳嗽、嗆咳、聲音沙啞、清喉嚨動作、吃東西的時間變長、在吞嚥時有不尋常的頭、頸部動作等症狀，都有可能有吞嚥困難的情況，宜尋求專業醫療協助。因為吞嚥困難不僅影響進食能力，一不小心可能導致吸入性肺炎，後果不堪設想。

罹患疾病影響食慾

疾病本身就可能使食慾變差，也可能產生消化吸收的障礙。此外，疾病所產生的症狀，例如：顫抖、關節炎、視力不良、認知功能障礙或虛弱等，使取得食物或自我進食的能力變差，需要仰賴他人協助，長久下來，也容易有營養攝取不足的情況。

另一方面，一些藥物治療所產生的口乾、噁心、想吐等腸胃系統的副作用，也會造成厭食。然而，身體健康出了問題時，難免需要藥物治療，有複雜的健康問題合併厭食症狀者，必須尋求專業醫療來協助調整。

憂鬱情緒減低進食意願

低落的心情會使人喪失食慾，減低進食意願，也對生活上的各種事物失去興趣。老年階段經常要面臨各種不等程度的失落，可能是來自健康上的、家人朋友、或是經濟上的，因此老年憂鬱經常伴隨各種其他的問題發生而發生，並且會使原本的問題更加惡化。醫

學研究也顯示，老年憂鬱是營養不良的危險因子之一，要預防或改善老年人營養不良問題，一定不能忽視憂鬱的問題。

環境因素導致照顧上的疏忽

現代人的工作忙碌，多數人無法經常陪伴家中長輩一起吃飯或幫忙準備食物。老人家經常單獨進食，除了氣氛較為孤單外，有時也容易隨便吃而沒注意到飲食的均衡性。對於生活功能退化，在製備或取得食物方面較為不便的老年人來說，如果沒有足夠的照顧人力，則更容易發生營養攝取不足的狀況。

長期營養攝取不足，可能導致失能

一般而言，30歲以後人體肌肉組織約以每年0.3公斤的速度減少，而減少的肌肉則被脂肪所取代，表面上看來體重可能沒有明顯變化，但肌肉力量卻會逐漸下降，因此，老年人的力量往往較年輕時來得減弱許多。

如若加上營養攝取不足，致使得體重減輕，肌肉耗損嚴重，則會導致肌耐力變差、身體虛弱、甚至可能影響到一般的日常生活功能，例如起身、行走等等，顯見營養對於老年人的重要性。除此之外，飲食與營養狀態也會影響疾病的預後。例如：

● **總熱量攝取不足**：會導致體重下降，進而虛弱、容易疲勞。

● **蛋白質攝取不足**：會使傷口癒合較慢，疾病的復原期較長，肌肉也容易流失。

● **缺乏葉酸、維生素B6及B12等維生素**：與貧血、神經及認知功能缺損有關。

● **鈣質與維生素D不足**：與骨質疏鬆有關，鐵攝取不足，可能導致貧血。

● **鋅不足**：可能使傷口癒合較慢。

● **過度攝取鹽分**：會使血壓控制不良。

● **過度攝取甜食或油脂**：會惡化糖尿病患者的血糖控制，增加心血管疾病風險。

● **水分攝取不足**：會增加腎臟負擔、容易產生便秘、泌尿道感染、脫水，而影響正常的生理調節功能。

自我檢視營養不良風險

綜合來說，「**營養不良**」與老年人的死亡、住院日期長短、疾病併發症、認知功能不全及生活品質有密切關係。「**營養不良**」並不會在一夕之間發生，而是長期問題累積的結果，初期通常沒有明顯的症狀，因此「**篩檢**」是預防因營養不良而導致不良健康後果的最佳辦法，也是能避免老年人提早失能、減少醫療費用及改善生活品質的方法之一。

民眾可以檢視家中長輩是否存在有與「**營養不良**」相關的危險因子，包括：失智症、憂鬱、多重疾病、多重藥物使用、吞嚥困難、牙齒問題、獨居、生活功能依賴等。如果有，意味著罹患「**營養不良**」的機會較高，除了尋求醫療及相關專業協助改善之外，還需經常關心老人家的飲食情況及營養狀態，以及早防範。

另一項自我篩檢的指標則是「**體重**」。體重的變化與一個人的身體健康狀況有著密切關係，一般說來，如果長期營養攝取不足，

通常體重也會逐漸減輕。因此，如果有「非刻意的體重減輕」情形，則須警覺是否為營養攝取不足的結果，或是健康亮紅燈的警訊，建議此時尋求醫療專業的協助，以找出問題。

■ 何謂「非刻意」的體重減輕？

「非刻意的體重減輕」是指在一定的時間內，非刻意的情況下體重減輕的百分比來判定，公式為：

$$（目前體重－上次體重）／上次體重$$

如果一個月內體重減輕原有體重的2％以上，或三個月內減輕原有體重的5％以上，或6個月內減輕原有體重的10％以上，則為「有意義的體重減輕」。

老年人健康飲食的原則

對於健康的老年人來說，飲食最重要的原則就是均衡和適量的攝取，包括五穀根莖類、蛋豆魚肉、奶類、蔬菜、水果，及適量的油脂、鹽分及水分。因為人體所需的營養素皆存在各種食物中，每種營養素皆有其重要性，如果只大量攝取某一種食物，反而會造成營養素的攝取偏頗不均，適得其反，例如：

● **五穀根莖類**：這是能量的主要來源。

● **蛋豆魚肉類**：可以強壯肌肉、建構身體組織。

● **奶類**：可以補充鈣質，保持骨頭及牙齒健康。

● **蔬菜及水果類**：能增加身體抵抗力、促進組織修復、使排便順暢。

- **油脂及鹽分**：可提供人體必須脂肪酸，協助脂溶性維生素吸收、維持正常生理代謝。

- **水分**：是調節各種生理機能的重要因子。

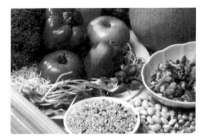

均衡適量的飲食是健康飲食的法門。

對於虛弱的老年人而言，均衡的飲食仍然是重要的原則。然而，有其他因素會影響飲食狀況，必須特別注意以下幾大原則：

飲食備製用心變化

即使是因為口腔問題而需改變食物的質地（如軟質或流質食物），仍須兼顧食物的色香味，以引起食慾。也必須考量老年人對食物偏好及多樣化，以提高對飲食的興趣。

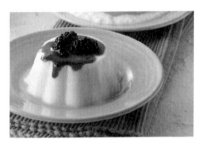

色香味兼顧才能引起老人家的食慾。

視實際狀況調整飲食攝取

飲食攝取量不多的老年人，需要考慮熱量密度較高的食物，或增加點心次數，少量多餐。例如：可以多補充牛奶、雞蛋（蛋白）、豆腐等，或利用橄欖油或其他健康油來製備調味及烹煮食物。

如果由一般食物獲得的熱量無法增加，可考慮商業配方營養品的補充。市售營養補充品種類繁多，可以諮詢營養師，選擇適合的產品。也可以考慮「**仿給藥式營養補充法**」，也就是在餐後以類似

服藥方式，使用少量營養補充品（約60至100毫升），一方面不影響正常餐次，又可以增加每日的熱量攝取。有些疾病會有特殊的飲食限制，但對於食慾差、體重不足或下降的老年人而言，嚴格的飲食限制較無意義，建議放寬飲食限制，以食物的喜好為優先考慮。

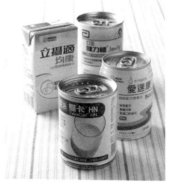

營養品可幫助補充一般食物不足的熱量。

營造氣氛良好的用餐環境

營造氣氛和樂的用餐環境可以讓老人家食慾大增。即使吃的是特殊餐點，也建議老年人能與家人或朋友共食，增加飲食的樂趣，減少孤獨感。

食物準備困難是另一項造成老年人營養不良的主因，有些家庭也因工作繁忙而心有餘力不足。目前許多政府及民間的社會服務單位或基金會皆有提供「獨居老人送餐服務」與「村里老人食堂」，有需求者可以多加利用，改善老年人的餐飲品質，並增加社會互動的機會。

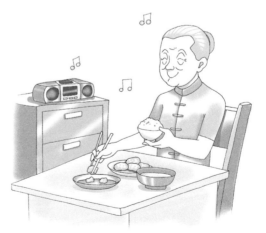

愉悅的用餐氣氛可以讓老人家食慾大增。

台灣已進入老年社會。營養是老年人健康與否的根本，重視老人營養，改善老人營養狀況不只可提升老人生活品質，減輕照護者負擔，更減少社會與醫療成本。要預防老年人營養不良的產生，平時須經常關心老年人的飲食情況，並鼓勵多攝取多樣化、新鮮的食物。在製備食物方面，須考慮高齡者的食用方便性及美味，減少醃漬、加工與罐頭食品。獨居或採買製備不易、咀嚼吞嚥困難的老年人，則可尋求社會資源協助，以獲得較足夠均衡的營養。有營養不良的警訊時，也宜盡早尋求專業醫療的協助。

骨質疏鬆、肌少症與失智症的飲食建議

骨質疏鬆症、肌少症與失智症是容易發生在老年時期的疾病。這些疾病剛開始都不痛不癢，並且緩慢進展，容易讓人忽略，不過一旦進入明顯的疾病階段，都有高度致失能性，導致不良的生活品質及增加照護上的負擔。而這些問題的發生與營養不足有著高度的相關，因此以下針對預防骨質疏鬆症、肌少症及失智症的營養面向做建議。

預防骨質疏鬆與肌少症的飲食建議

骨質疏鬆導致老人容易跌倒骨折，肌少症容易導致老年衰弱，增加罹病或惡化疾病風險，兩者都會增加失能風險；而強健骨質及肌肉質量可以減少骨質疏鬆及跌倒風險。

- **補充足夠的蛋白質與熱量**：每天攝取蛋白質量1.0～1.2公克/公斤（體重），及攝取熱量20～30大卡/公斤（體重），可以預防肌肉量減少。

- **鈣質與維生素D的補充也是減緩骨質疏鬆的重點**：老年人每日鈣質建議攝取量為1000～1200毫克，許多食物皆含有豐富鈣質，如：沙丁魚、鮭魚、小蝦、牛奶、乳製品、乳酪、綠色葉菜、大豆、豆類、花生、胡桃、葵花籽、黑芝麻、髮菜、昆布、小魚乾等。維生素D有助於人體吸收鈣質，每日建議攝取量為400～800

IU，富含維生素D的食物，包括魚肉、蛋、肝和牛奶等；而在戶外曬太陽，可增加體內維生素D的形成，因此也鼓勵老年人適度活動、適度的曝曬陽光（每日至少15分鐘），有助於鈣質的吸收。

● **避免不必要的減重**：除非必要，否則老年人不必刻意減重。因為為了減重而過度限制飲食，容易導致肌肉急速減少及骨質流失狀況，反而增加罹患肌少症及骨質疏鬆症的機會。建議若有體重困擾的老年人，採用清淡的烹調但又營養均衡的飲食方式，多做包含肌力訓練的運動，例如快步行走，以保持體能及增加身體活動力為目標。

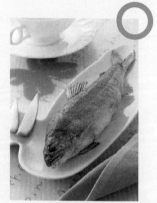

預防失智症飲食建議

失智症發生的風險隨著年齡增長而增加。許多研究顯示，維生素或葉酸缺乏，與神經細胞的損傷及中樞神經病變有關，也會造成智力退化。其他維生素（維生素B1、B6、E與菸鹼酸、泛酸）的缺乏，也與神經和／或行為的損傷有關。

然而，目前國內外研究仍無明確證據可以證實補充維他命製劑可以改善失智症的病程，反而是攝取富含維生素及抗氧化食物或是富含不飽和及非氫化脂肪的食物（如魚類），似乎可以降低阿茲海默失智症的風險，因此除非有特殊限制，否則應鼓勵老年人優先考慮以多樣化飲食來攝取，不必特別購買保健食品補充，例如：選用全穀類（小麥胚芽、糙米麩、麥片、豆類）、蛋豆魚肉類、堅果類、蔬果類等，都可改善上述維生素缺失的現象。另外，必須減少飽和脂肪酸或反式脂肪的攝取，以減少罹患血管性失智症的風險。

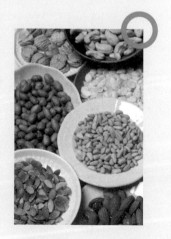

老人用藥，謹防不當多重用藥

文／彭莉甯（臺北榮總高齡醫學中心高齡醫學科主任）

　　高齡88歲的陳奶奶患有糖尿病、高血壓、心律不整、帕金森氏症、便秘、骨質疏鬆症、尿失禁等疾病，平時於一家醫院的新陳代謝科、泌尿科和另一家醫院的心臟科和神經內科就診並服藥治療，也會在診所拿胃腸藥治療，偶爾遇上一些小病痛，嫌麻煩，就到附近的藥房配些藥來吃。然而，最近陳奶奶開始發生頭暈及跌倒等問題，且越來越嚴重，讓家人非常擔心，輪流請假帶陳奶奶看病，並照顧她。

　　在鄰居的介紹下，家人帶陳奶奶至高齡醫學門診就診，結果發現原來是吃太多藥惹的禍。陳奶奶服用的藥物多達十多種，每日服藥顆數算起來高達二十多顆。而且，因為陳奶奶在不同醫院診所看診拿藥，因此，出現了重覆用藥的問題，也因為某些藥物的副作用，讓陳奶奶出現走路不穩和頭暈的情形。更嚴重的是，在藥袋中發現同時有降血壓藥及升血壓藥，問了之後，才知道前陣子陳奶奶覺得血壓低，自己跑到藥房拿了藥吃，她也搞不清楚是拿了什麼藥。

　　在高齡醫學科醫師細心地評估陳奶奶的疾病狀況和整合藥物後，藥物種類及顆數不僅明顯減少，這些不舒服的症狀也消失了，陳奶奶又回復原本的活力，家人也恢復了正常的上班生活。

台灣老人多重用藥比例高達八成以上

　　像陳奶奶這種多重疾病及多重用藥的案例，在台灣是還滿常見的。台灣對老年人的定義是65歲以上。目前台灣的老年人口約12%，推估到了2017年，台灣老年人口將增加到14%，成為世界衛生組織定義的高齡社會，預計再過八年，到2025年，台灣將有20%的老年人口，屆時台灣每五人中就有一個是老年人。台灣人口平均壽命越來越長，大家進入老年期之前，是否曾想過老了以後的生活樣貌？

　　老年人與成年人健康狀態及醫療照護需求真的不一樣，遇到疾病發生，不能等同視之。很多疾病的發生需要時間的累積。成年人的疾病種類較少，等到老了，疾病往往陸續出現了，當然藥的種類也變多。許多老年人患有多重慢性疾病，假設每種慢性病都開一至二種藥物，累計下來，老年人所服用之藥物種類及顆數就會變得很多。可以想見，藥物的副作用以及藥物與藥物間之交互作用的機會就增加了。

　　另外，由於台灣的老年人可以在各個醫院、診所就診，根據台灣健保資料庫的分析，國內65歲以上的老年人，一年平均就診次數為二十六‧七次，明顯高於歐美國家。因此，不同的醫生可能會開出相同或同類甚至拮抗的藥物，這些藥物一起服用，會增加甚至超過原本應服用的藥物劑量，反增加了藥物副作用，結果治病的藥反而成了傷身的工具。

何謂「多重用藥」？

開立超過五種以上的藥物，就算是多重用藥。

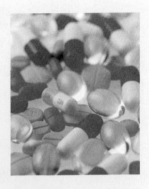

台灣失能老人有多重用藥的情形者高達81%，而服用十種以上處方藥則高達38.1%，活動功能越差、越多慢性疾病的老年人，多重用藥的機會越高。而老年人的生理機能逐漸衰退，肝腎功能也慢慢地退化，身體組成如脂肪與水分的比例也與年輕人不同，這些生理的變化都可能影響藥物的吸收與代謝。當我們沒有注意到老化或疾病對身體的影響，將於不知不覺中增加藥物副作用發生的可能。

老年人用藥可能產生的問題

藥物是用來治療或緩解疾病的，但不可忽略的是，幾乎每一種藥物都有其療效及副作用。因此，藥物使用的種類越多，老年人有越高的機會出現藥物所產生的副作用。

多重用藥增加老年症候群、失能及死亡的風險

過去研究已經發現，多重用藥與老年症候群的發生，如認知／活動功能下降、頭暈、虛弱、跌倒、失禁及營養不良等，都有明顯的相關性，同時也會增加老年人失能的風險及死亡率。這些風險的增加主要與老年人服藥的遵從性及藥物不良反應及交互作用有關。

潛在不當用藥的機會增加

潛在不當用藥並非指醫師開錯藥，而是指某些藥物的使用雖然合理，但其潛在的風險超出藥物使用的利益。譬如第一代的抗組織胺常用於治療流鼻水或打噴嚏等感冒症狀，但老年人服用後可能會出現視力模糊、解尿不順甚至跌倒、意識混亂等症狀，而老年人一旦發生跌倒，又可能出現髖關節骨折，一年的死亡風險增加至10%至20%。

減少潛在不當用藥的使用，可以減少藥物不良反應的出現。台灣健保資料庫的分析發現，門診處方潛在不當用藥的比例，超過六成五，這也使得老年人住院風險明顯增加。

應使用而未使用藥物比例增加

雖然老年人因疾病種類增加造成較容易出現多重用藥的問題，但在考量藥物的效益大於風險時，應當使用的藥物仍是被處方或建議的。如有骨質疏鬆症的老年人，常會忘記要補充適量的鈣及維生素D，若因故沒有補充，可能會增加骨質疏鬆的併發症，如髖關節或腰椎骨折，增加失能、入住機構及死亡的風險。

服藥遵從性降低

由於每一種藥物的服用頻次及時間不同，因此，服用多重用藥的老年人其醫囑遵從性都不佳，常常一不小心就錯過了服藥的時間，也有的老年人因為記憶力差、認知功能下降，而忘記吃藥。沒有依照醫囑要求的定時服藥，當然這也影響到藥物治療的效果。

藥物不良反應出現的機會增加

藥物在體內會經過吸收、分布、代謝、排泄等四個過程，這些生理代謝過程會隨著年齡增加、疾病狀況及使用的藥物而有所改變。當一種藥物在代謝過程中抑制肝臟代謝過程，將會影響其他藥物的肝代謝，使其他藥物在體內停留過長的時間，同時增加了藥物的作用及副作用。

服用的藥物種類愈多容易增加潛在藥物交互作用的發生，甚至服用三種以上的藥物就會出現至少一種藥物交互作用。在門診的老年病患中，約有5～35%有發生不等程度的藥物不良反應，而約有12%的住院病患發生藥物不良反應，因此造成有部分的老年人因為藥物不良，反而降低了繼續服藥的意願。

藥物與食物及保健食品交互作用的機會增加

某些藥物和食物併用時，會產生藥物食物之交互作用。舉例來說，抗凝血劑（Warfarin）若和蔓越莓、丹蔘、甘菊茶、蜂王乳等食物併用，會增加抗凝血作用；若與銀杏、維他命E（每日超過400IU）、魚油（每日超過2克）等保健食品併用，也會影響凝血功能而增加出血的風險。另外，葡萄柚汁很容易與藥物產生交互作用，因此，若有服用血壓藥（如鈣離子阻斷劑）、降血脂藥時，要避免同時飲用葡萄柚汁。

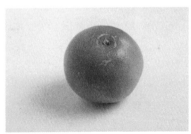

使用血壓藥、降血脂藥要避免飲用葡萄柚汁。

善用高齡醫學整合門診，有效整合疾病及用藥

門診中常會遇到些病患家屬說：「醫生，我爸有好多病，看很多科，又吃這麼多種藥，我看他吃藥都吃飽了！」當家中長輩有這種問題時，要怎麼處理呢？

請醫師協助整合所有藥物

若家中長輩有多重用藥的問題，建議找一位醫師整合所有藥物，並於看診時將所有正在服用的藥物包括西藥、中藥及保健食品交予醫師評估，檢視有無重覆用藥或使用到互相拮抗作用的藥物，再考量老年人多重慢性疾病的狀況、藥物本身副作用及藥物間的交互作的情形，將多重藥物可能產生的危害降至最低。

目前，有許多醫院都有高齡醫學整合門診，可以協助老年人整合疾病與藥物之外，同時也可幫助老年人減少為了慢性疾病奔波於各科門診所花費精力與時間，提升老年人的照護品質。

詳述病史及用藥

看診時，要將自己的過去疾病史以及目前使用的藥物及就診情形告知醫師，讓醫師能有效率地掌握疾病與藥物資訊。

遵從醫囑正確、定時服藥

看診後可以預先將要服用的藥品以小藥袋或藥盒分裝好並註明時間，或設置鬧鐘提醒，增加服藥的順從性。服藥時有任何不清楚的地方，記得要詢問醫師或藥師，避免使用來路不明，成分標示不清的藥物。

避免使用他人的藥物

　　每個人的疾病狀況、身體功能皆不相同，適合病患A的藥，未必適合病患B，因此，千萬不要「呷好倒相報」，這樣可能會反而害了另外一個人。

　　為了減少老年人多重用藥及使用潛在不當用藥的機會，推動高齡人口的整合性健康照護，成立高齡醫學整合門診，提供單次就診、全面服務的照護模式，不僅能滿足老年人的就醫需求，也能提升老年人的就醫品質。

老年人的日常照護基本原則

文/陳亮宇（臺北榮總高齡醫學中心主治醫師）

　　子女在照顧家中老寶貝時，往往會忽略他們生理機能原本存在的問題與限制，或某些情緒反應背後所潛藏的身體不適。

　　老年人可能會有頻尿、失禁、腰腿痠痛、走路走不遠、失眠、容易疲累，以及過了固定用餐時間，感到飢餓等問題，卻因為過往生活背景與性格、自尊等問題，而不好意思開口說自己有這些需求，反而以生氣、憤怒等激烈方式來表現。

　　永遠要記得人生五件事——「吃、喝、拉、撒、睡」是人生很重要的基本需求，多注意老年人的這類需求，不僅可以幫助他們保有尊嚴，維持良好生活品質，更可以減少子女跟父母間發生爭執的機會。

如何與老年人良好地溝通？

良好聽力是良好溝通的基本

　　請注意急性發生的聽力下降，很容易誤以為是正常老化的老年性重聽，但如果症狀出現得很突然，可以請耳鼻喉科醫師評估看看是不是有耳垢填塞或中耳炎問題，通常經過適當的處理，聽力就可以恢復。

　　即使真的是老年性重聽，經醫師評估是否適合使用助聽器，也能有效改善聽力問題。維持良好的聽力有助於良好溝通，可維繫正常的人際互動與社交生活，對於改善生活品質也有幫助。

消弭聽力障礙的溝通小技巧

● 可以靠在耳朵旁說話。

● 說話速度放慢、音調放低、
音量放大。

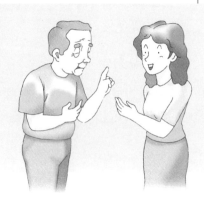

注意視力退化引起的意外跌倒

由於視網膜退化問題，老年人閱讀字體時，辨識能力會變差，對於相近顏色的區別力也會轉弱，所以在讀書、閱報、看菜單時會出現困難。

閱讀傳統書報可以藉由放大鏡改善；若老人家自尊心較高，擔心個人形象而不願使用傳統放大鏡的話，坊間也有尺型或名片型的放大鏡可供選擇。此外，透過平板電腦來閱讀電子書報，可以調整、設定、改變字體大小或凸顯對比色，閱讀起來會更輕鬆。

另外，由於瞳孔對於光暗環境的調節變慢，容易導致老人家在特定情況發生跌倒意外。在強光下，可以藉由配戴太陽眼鏡來預防白內障，但要注意在開車行進途中，可能被突然出現的陰影遮蓋，導致眼前一片昏暗而發生意外；如果在室內或陰影處持續配戴太陽眼鏡，可能因為難以辨識陰暗處的物品而絆倒。

時下流行的變色鏡片，雖然說在暗處會回復透明狀態，但是在光暗改變的瞬間，尤其需要注意變色時間延遲，可能發生跌倒的問題。

老化讓睫狀肌對於焦距遠近的反射性調整變差，所以老年人下樓梯時，容易因為焦距抓不準，而跌落階梯，因此有上下樓梯需要的老年人尤其要避免使用變焦鏡片，以免加重焦距對不準的問題。

如果有發現視力模糊或看不見東西的情形，則應該請眼科醫師評估是否出現白內障或者存在視野缺損的問題，並進行適當處置。眼睛是靈魂之窗，視力受損對於老年人的生活品質影響甚大。

對抗視力退化的小訣竅

❶ 用放大鏡來閱讀傳統書報，可減輕眼睛的負擔。

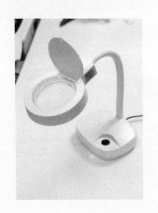

❷ 用平板閱讀電子書報，可以調整字體大小或凸顯對比色，閱讀起來會更輕鬆，但要保持距離以保護視力。

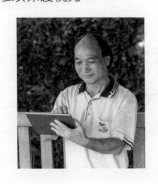

尊重與包容是最好的溝通方式

老年人的表達能力會因為年老而變得有些緩慢，照顧者或小輩要有點耐心，讓他把想說的話說完，避免在他尚未完成語句之前，就中途打斷，搶著接話，這樣除了會傷及對方尊嚴之外，也很容易誤解他想表達的事情。

聽完老人家的陳述之後，如果有不清楚或不確定的部分，再用

詢問的方式來確定他所要表達的意思，例如：「是不是這樣子」，或者給些具體的事例描述，再詢問他：「是」或「不是」。如果言語溝通有困難，可以配合寫字、畫圖、手勢或卡片等進行溝通。

另外，有些老年人可能會表現出類似失智症的記憶力減退、幻覺或者妄想，遇到有類似情況時，除了尋求神經醫學或者高齡醫學醫師協助診斷是否有失智問題之外，也要注意，不要正面強硬地否決他的描述，儘量用不確定語句，如：「是這樣嗎？」、「真的喔？」，並且適當地轉移話題與注意力。

正面頂撞除了會傷及老人家的自尊、引發憤怒的情緒反應，也容易傷及家人之間的關係。對待老年人，在溝通上應該要有更大的包容性，不要單純地認為因為是家人，即使出現衝突也無所謂，還是要多尊重對方的想法與過往的生命經歷。

日常活動與作息的照護重點

固定量體重，掌握健康基本訊息

每天固定量測體重，看似不起眼，卻是了解自己體內水分平衡和長期營養狀態很簡單很重要的指標。

體重一週內上升超過2公斤，或是一個月上升超過5公斤，通常是水分蓄積的問題，正常人再怎麼拚命吃，也不會胖得這麼快。如有體重快速上升的情形，這時候就要注意老人家活動是否變得吃力、休息時呼吸是否每分鐘超過二十次、有無肢體水腫，如果有的話，應該盡早就醫，評估有無心、肝、腎方面的問題；並且也要請醫師評估，應該將理想體重目標設定在哪裡，避免「多一斤則太腫，減一斤則太乾」的狀況。

同樣地，體重如果有快速下降的情形也要小心，如果一個月內體重下降超過5%，或半年內下降超過10%，也需要留意，除了觀察有無過度服用利尿劑，導致脫水、是否有身體不適、心情鬱悶，讓胃口變差、牙口是否出現問題、是否有便秘等，也應該請家庭醫師或高齡醫學專科醫師評估是否存在其他健康問題。

適度勞動可避免退化加速

傳統觀念認為年紀到了就該享福，所以很多原本能做、會做的事情都被子女代勞，除了活動量不足，可能產生「失用症候群」，導致退化速度加快之外，過多的協助與介入，也會讓老人家覺得自己不被需要、沒有存在價值。

適當活動有助於心情平穩

事實上，平常應該多讓老年人活動，儘量陪同參與日常生活事務與社交活動，例如：購物、旅遊、聽音樂會、參觀展覽、欣賞表演活動等，不僅有助於老年人心情上的平穩，適度累積疲累感，也讓他們在晚間能一夜好眠。此外，適當的戶外活動與曬太陽，也有助於維生素D生成，能維持骨質穩定。

策劃活動要配合老年人的身體狀態

骨關節痠痛是老人常見的問題。活動時間過久，便容易導致腰腿痠痛、速度慢、行走距離短、上下樓梯比較吃力等問題，也會容易由於平衡感減退或者周邊感覺退化，跌倒的風險較高。所以，除了經過適當醫師診療相關疾病之外，也應該在規劃活動範圍、旅遊或就醫時多費點心，詳細規劃細節，考慮合適的交通工具、休息點、整日活動量等，避免讓老年人單次活動就超出身體負荷。

常見兒女興致勃勃規劃了內容極為豐富的自助旅遊，結果老人家在第一天就累過頭，往後的行程也無法完成而敗興而歸，那又何苦「吃力不討好」呢？

如果是單純的功能性退化或肢體無力，則可以請復健科醫師評估，是否可以經由一定時間的主動復健運動來改善身體機能。

日照、活動、生活規律提升睡眠品質

平日抱持「日出而作、日落而息」的規律生活，白天多活動、多照陽光，累積適度疲累感，對於改善睡眠品質有相當大的幫助。

睡眠衛生習慣也相當重要，避免白天清醒時，長時間躺在床上看書報、看電視，避免在睡前暴露於強光下，或思考很多事情；晚餐後，減少飲水，避免夜間起床上廁所；佈置舒適、照明柔和的睡眠環境，睡眠時可撥放音樂或收音機，幫助緩和情緒。

許多老人家過度在意睡眠時間不夠長，其實真正重要的是睡眠品質好不好、早上起床精神好不好，過度擔心睡得不夠久，反而容易導致失眠。當然，有失眠現象時，也要注意原有慢性疾病的控制情形，像是心肺疾病，也常以失眠或夜間易醒等症狀表現，必須多加留意。

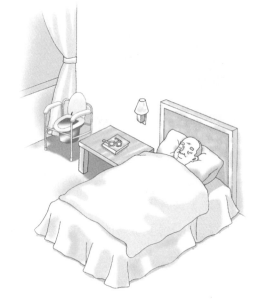

舒適、照明柔和的睡眠環境可增進睡眠品質。

多一分細心，解決失禁難題

失禁是老人家的難言之隱，也是嚴重影響生活品質的重要問題，更可能因此出現跌倒意外。

面對老年人的失禁問題，還是需要家人多一份細心，不要讓老人家拉下臉，自己開口說要找廁所，如果出外辦事時間過久或者路途遙遠，應該事前規劃休息點上廁所，應該停停走走，就不要馬不停蹄。大嗓門詢問老人家：「要不要上廁所？」是很尷尬的場面，可以的話，就說：「我要上廁所，你要不要一起去？」

日常使用尿布對老人家的尊嚴影響較大，如果狀況不算嚴重，日間可以考慮使用尿套（男用）或加厚的衛生棉（女用），勤加更換會好一些。

晚上頻尿與尿失禁也是影響睡眠的原因，要注意晚餐過後是否喝水過多，酒精類飲品也比較利尿，要注意避免或減少飲用。另外，把床移到靠近洗手間的位置，或者說服老人家夜間使用尿壺、便盆椅、包尿布等，可以預防晚上因視線不清，發生跌倒意外。

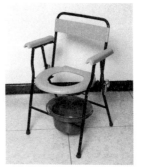

夜間如廁若不便，使用便盆椅是較安全的選擇。

▊ 難言之隱——失禁

常見失禁類型，男性以攝護腺肥大、解尿不順、解不乾淨的溢流性尿失禁為主，女性常見生產後骨盆肌肉鬆弛的應力性尿失禁，其他還有神經過度敏感的急迫型尿失禁、環境障礙造成的功能性尿失禁等。

女性失禁由於常合併有婦科問題，比較建議先找婦科醫師診療，也可以順便進行婦科問題健康評估。

不拒絕社交活動，持續學習

過去普遍認為老人家歲數到了，就應該賦閒在家享清福，沒事少出門，以致許多人上了年紀之後，只能搬張板凳，坐在門口，看著熙來攘往的路人，獨吞寂寞。

事實上，若能偶與三五好友相聚、聊天、做些有興趣的活動，或去公園做體操、打太極、跳舞、下棋，或是去圖書館閱覽書報等，都是相當不錯的社交與學習活動，都可以讓老人家的心情開朗，生活充實。

為了鼓勵長者樂於學習與社交，教育部在各鄉鎮廣設樂齡中心，提供高齡者相關活動與學習資源；而在都會區，也有許多社區大學、書畫班、才藝班等資源，可供長者利用。「活到老學到老」，不僅可以讓日子過得充實，更可以結識新朋友，或許還會讓老人家散發出更勝青壯年的朝氣呢！

為老年人佈置一個安全的居所

文／林鉅勝（臺中榮總家庭醫學部/高齡醫學中心主治醫師）

多數人認為理想的老年生活是居住在原本熟悉的環境和住宅，但要在原本的居住地頤養天年，就必須有適合的居住環境，但是隨著年齡的增加，高齡長者的身體機能逐漸退化，如果要居住在原來的住宅，居家環境必須有適當的調整、改善成無障礙的居家環境，另外，也可以配合遠距照護系統、緊急通報系統等科技，來協助高齡長者的自我照顧能力，讓他們可以安全便利的在原本的住宅成功活躍老化。

居住區域要避開容易發生天災區域

高齡長者由於運動機能退化、感官功能退化，所以如果遇到一些緊急的天然災害時，他們的應變能力就相對不足，所以在選擇高齡者的居家環境時應避開一些天然災害容易發生的區域，例如：土石流危險區、地震斷層、山坡地住宅及容易有水災的地區。

居住安全的資訊可以在政府機關的網頁得到相關訊息，例如：

- **土石流分布**：可以查詢行政院農業委員會水土保持局的「土石流防災資訊網」。

- **地震斷層分布**：可以查詢經濟部中央地質調查所網站。

- **山坡地住宅**：可以透過內政部營建署的網頁，查詢到各縣市政府山坡地住宅查詢服務窗口。

- **容易發生水災的地區**：可以由國家災害防救科技中心的災害潛勢地圖網站查詢到。

居住安全資訊速查指引

單位	網址
●行政院農業委員會水土保持局「土石流防災資訊網」	http://246.swcb.gov.tw/
●經濟部中央地質調查所	http://www.moeacgs.gov.tw/main.jsp
●營建署網頁查詢各縣市政府山坡地住宅查詢服務窗口	http://www.cpami.gov.tw/chinese/index.php?option=com_content&view=article&id=11036&catid=39&Itemid=53
●國家災害防救科技中心	http://www.ncdr.nat.gov.tw/

老年人居家環境安全注意事項

　　政府自2013年1月1日開始實施「建築技術規則建築設計施工編」第十章，所以在這個規則公布後，規定新建的建築物，除自用住宅及少數規模較小而排除適用的建築物以外，必須全面無障礙，所以2013年後新建的集合住宅共用部分都要符合新建無障礙住宅的標準，這些房子是比較適合老年人居住的住宅。

　　但是既有住宅在居家環境安全部分可能或多或少都有一些問題，所以如何選購可以終老的住宅，或是將目前居住環境加以改善，使原有住宅能更加符合老年居住安全原則，都是必須慎重考慮的重點。

　　要改變居家環境通常是困難的，特別是有些已經在家中住了幾十年的老人家，他們已經習慣家中的家具的擺放位置，應該跟老年人討論且經他們同意來改善居家措施，以免影響老年人的居家自我照護功能。以無障礙的理念來改造居家環境，以因應高齡化社會照護者及被照護者的需求，來促成老年人地老化及活躍老化。

　　日本有研究顯示，對於高齡者或行動不便者，居住環境中，與安全便利相關最重要的三項要素為：通路沒有高低差、具一定寬度及於適當處設置扶手。

通路沒有高低差

　　為了避免老年人不小心絆倒，地面的落差要在0.5公分以內。若高低落差超過0.5公分，最好將門檻拆除，或在門檻處加裝具有防滑效果的斜坡道，坡道高低差必須維持在0.5～3公分，並應做1/2的斜角處。

　　由於0.5公分以下的地面高低差，對長者的行動較無影響，可以做處理（請參見下圖）。但是如果通路的高低差大於3公分，就應該設置符合建築規範的「坡道」、「升降設備」或「輪椅升降台」。

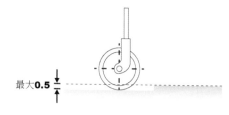

地面高低差不能超過0.5公分。

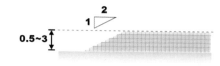

高低差為0.5～3公分，宜做1/2的斜角坡道。

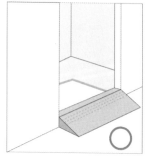
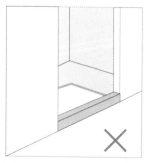

門檻處加裝防滑斜坡道減低行走危險。

通道寬度要足夠

所有的通道都要有一定的寬度,在無障礙住宅的規範中可以發現公用通道或是私有通道的寬度規定都不相同,不過最少都要有80公分寬,才方便老年人出入(最理想的狀況是:戶外150公分、室內120公分以上)。如果有使用輪椅的需求,通道還要規劃一處寬度150公分的空間,用來迴轉。

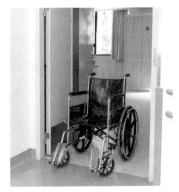

通道寬度必須有80公分寬以上。

另外,要注意的是,通道上不要有電線、延長線之類的繩索橫跨,也不要堆放雜物,以避免老人家不小心絆倒。

適當處設置扶手

在適當的地方設置扶手,有助於老年人安全行動,例如:在走道、坡道、樓梯兩側都要設置扶手,可以協助老年人走動或上下樓梯;在馬桶側面及浴室等需要變換姿勢的地方,也需要設置扶手,才可以提升老年人的居家安全。

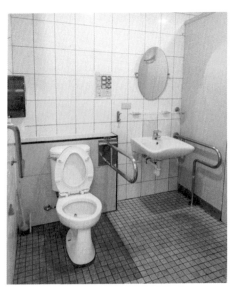

在適當的地方設置扶手可以提升居家安全。

■ 良好的扶手設計可避免老年人跌倒

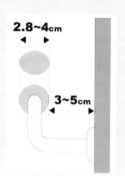

扶手端部應做防勾撞處理，並視需要，設置可供視障者辨識的資訊或點字。

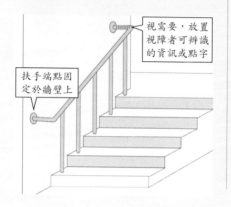

視需要，放置視障者可辨識的資訊或點字

扶手端點固定於牆壁上

扶手為直徑宜2.8～4公分的圓形或橢圓形，較適合抓握。扶手若鄰近牆壁，則應與壁面保留3～5公分的間隔，並在扶手端部做防勾撞的處理，而且扶手的顏色應與牆壁顏色有明顯區分才好。

2.8～4cm

3～5cm

適當的照明

照明應採用柔和的光線，避免因燈光刺眼，影響老人視覺，而導致事故發生。電燈的開關要有夜間可辨識裝置，這樣可以避免老人在晚間摸黑尋找開關而發生傷害，並要加裝緊急照明燈，可以在停電時提供照明。選用具有漸進式照明或可以微調光線大小之功能的燈具，可降低老年人發生因光線強烈而感到身體不適的問題。

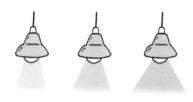

有漸進式照明或光線微調功能的燈具較適合老年人居家使用。

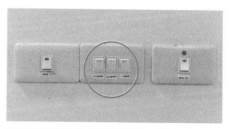

有夜識功能的電燈開關可避免老年人半夜摸黑發生意外。

地面要做防滑措施

地面應該改成防滑材質（尤其在浴廁、戶外坡道），地面材質不反光、不眩光，也建議地板也不要打蠟，儘量保持乾燥。也不要擺放易滑動的踏墊，以免造成老人跌倒。

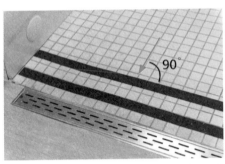

防滑條的黏貼方向要與行進的方向垂直。

此外，有需要黏貼防滑條的話，也要注意防滑條的黏貼方向要與行進的方向垂直，且每條貼條間的距離不得超過4公分，黏貼的範圍須涵蓋老人的活動區域。

■ 經濟、簡單的居家安全改善法

若因經費有限，無法進行全面改造工程，您可以這麼做：

● 使用斜坡道，改善地面高低落差。

● 地面會滑的話，可使用防滑用品（例如：防滑墊、防滑條、防滑貼片）來改善。要注意鋪設的防滑用品要固定、整平，不能有破損的狀況，以免防滑不成，反而發生絆倒、滑倒等情形。

交通工具（輪椅載送車輛）與住家的無障礙連結

無障礙通路要可以直接進入到室內主要樓層才理想，因此室外通路能否直接順暢地到達住家門口對老年人來說很重要，如室外通路須經過騎樓，才能到達家門口，則與住家連結的騎樓應設置坡道，且騎樓不要有階梯。

以獨棟住宅為例，無障礙入口可以讓老人家直接進入主要樓層，同時在該樓層有衛浴、客餐廳、臥室，如果該樓層未設置臥室，在需要時，可將其他空間變更為臥室使用。

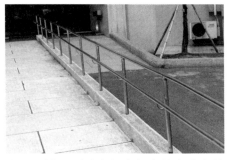

出入口裝設斜坡方便老年人徒步或坐輪椅進出。

智慧化設備（應用現代化設備）

現代有不少智慧化的設備可以應用於增進居家環境安全，例如：隨插隨用的設備，包括一氧化碳偵測及關閉器、離床警示及照明控制等；或與網路連線的設備，例如：與相關服務系統共同建置遠距照護、健康照護、緊急求助、失智者定位系統等。

尤其，若照顧者無法隨時待在老人身旁看顧時，則應在居家的每個區域裡（如：臥室、浴室／廁所）設有緊急呼叫裝置，方便老人在有狀況發生時求助之用。

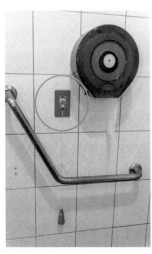

善用智慧化設備，如在浴廁裝設緊急呼叫設備，就多一分安全保障。

其他注意事項

家具擺放應依照老年人的行走動線方式來放置，並注意家具的擺放是否牢固而且不會滑動，才不會老年人藉家具支撐行走的時候時因為家具不穩而跌倒。可以在家具的邊緣加裝防撞墊以避免老年人因碰撞而受到傷害。

老人家常用的設備、用品應放在他們伸手就可以拿到的位置，這樣可以避免老年人在使用時需要攀高或彎腰而改變老年人重心的姿勢都容易造成老年人跌倒。

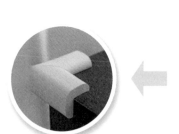
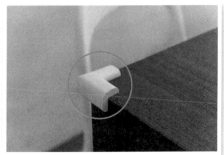

家具邊緣加裝防撞墊，
避免碰撞受傷。

常用品應放在伸手可及的位置

有使用手杖或助行器的老年人，日常用品以擺放在老年人站立時，大腿至脖子間的高度，最適宜他們拿取。至於使用輪椅者，則建議將用品擺放在坐著時，膝蓋至脖子間的高度，太高或太低都不適宜。

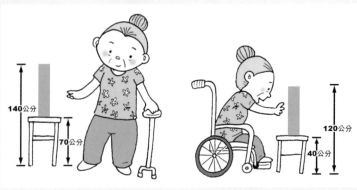

為老年人佈置一個安全的居家環境

可以安全進出的大門出入口

家門的通道寬度要大於80公分，大門最好沒有門檻，但是如果有門檻，門檻的高度如果高於0.5公分以上，要用斜角、坡道處理（請參見第261頁）。

地上如果有散置的物品像是鞋子，而影響老年人通行時應該立刻移除。在玄關處應設有椅子，可以讓老年人穿鞋時較為安全。

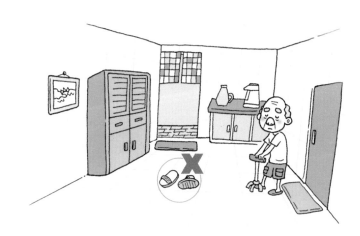

玄關處，鞋子、物品宜擺放整齊，以免影響老人家通行。

乾燥、乾淨而安全的餐廚房空間

餐廳廚房的操作空間都要考慮老人家使用輪椅時可以靠近。考量老年人行動遲緩以及可能需要輪椅，所以餐桌、餐櫥都要留設空間，供輪椅迴轉。

瓦斯供應配管應設瓦斯漏氣警報及自動斷氣裝置。瓦斯器具應有燃燒中途熄滅自動切斷供氣裝置。

地面除了要具有防滑效果外，也必須保持乾燥、乾淨，不能有油漬或積水的情形。

廚房要有通風口（如：門、窗），並保持空氣流通。應設有煙熱感知器、緊急照明燈、ABC 型滅火器、自動火災報知器。廚房料理台配置應合理，並考量身高之不同，物品的放置要能取用方便，必要時可以設置可以升降的料理台。

開飲機或熱水瓶要有防燙安全裝置，可防止老人不慎燙傷。

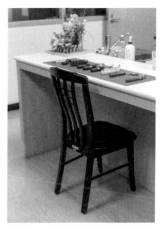

餐廳、廚房都要預留可供輪椅迴轉的空間。

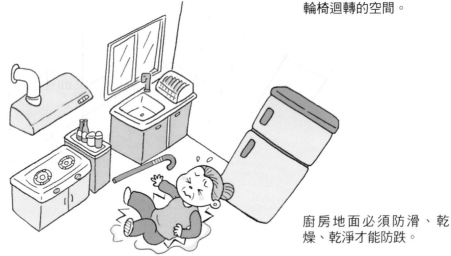

廚房地面必須防滑、乾燥、乾淨才能防跌。

家具適用、位置固定的客廳

客廳要注意家具擺設不要影響輪椅迴轉空間。

桌子上儘量不要鋪設桌巾，如果有鋪設桌巾就必須固定，避免桌巾滑動造成桌上的物品掉落而砸傷老年人。

不要經常更動家具的位置，因為老年人習慣於舊有的環境動線。儘量不要使用有輪子的家具。家具要夠堅固，老年人在倚靠家具來協助行動時，可以提供足夠的支持。

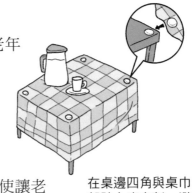

在桌邊四角與桌巾都貼上魔鬼氈，避免桌巾滑動。

家中老年人常使用的椅子高度可以使讓老年人容易起身及坐下（約膝蓋高度），並配有扶手以協助移動。

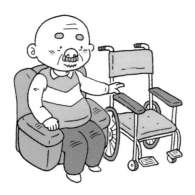

使用輪椅的老年人，慣坐的沙發椅面要與輪椅椅面高度齊高。

椅子或沙發要穩固也要避免太軟太低，要有椅背與扶手用來協助老年人起身。扶手高度以老年人能將手臂輕鬆自然地擺在扶手上為準。

椅子或沙發的座位面不要太深（以老人上身與大腿能呈垂直角度為宜），如果座位面太深應擺放座墊來改善。

安全無虞、適合睡眠的臥房

臥房電燈的控制開關位置要在老年人伸手可及的範圍（不需要攀高或彎腰）。

門的寬度應有80公分以上，把手應該使用長柄式並且二側均可操縱或採用橫拉門以便老年人進出。

地板應選擇防滑建材、防跌材質而且平整沒有突出，才不會使老人絆倒。

床的高度要適中，不能太高或太低，最好能和膝蓋上方的高度差不多（建議在40～50公分為宜），以老年人能方便上下床為準；床墊不宜太軟，以免老年人起身困難。且床邊要加裝扶手，方便老人上下床。床側燈光強度充足，才能便利老人夜晚行動。另外，床邊應放置手電筒、電話，以便緊急情況發生時的求救與照明使用。

衣櫃的高度以不需要墊腳尖，即可取用衣物為原則，建議可採用升降式拉桿掛衣架。

家具及牆壁都應加裝特殊防護設備，例如：鋪設軟布、轉角處裝上保護裝置。一切都以安全為重要考量。

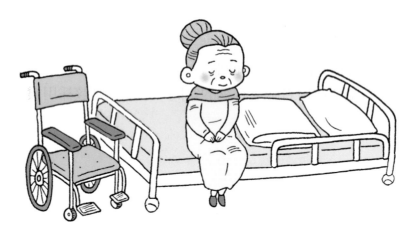

使用輪椅的老年人，睡床床面要與輪椅椅面高度齊高。

臥室燈光配置建議

●在床旁擺夜燈或移動床的位置，使床鄰近燈光的開關控制位置。

●採用感應式或遙控式電燈開關。

乾濕分離、防滑、防跌的衛浴空間

房屋內應該有至少一條無障礙通路可通達廁所盥洗室，門的寬度至少有90公分，門裝設橫拉門較為適當，但是當改裝為橫拉門有困難時可改用折疊門，但是不要使用凹入式門把或圓型喇叭鎖。

洗手台、浴缸側面及馬桶都應加裝扶手，以供老年人支撐時使用。

建議使用坐式馬桶，而且馬桶的高度不要太低（以37～43公分為宜），否則應放置馬桶增高器。對於行動不便，或是起身變換姿勢不穩的老人家，如果環境上無法在馬桶周圍加裝扶手時，建議讓老人家改用便盆椅如廁較安全；另外，這群老年人若晚間如廁時，建議在臥室直接使用便盆椅，以減少跌倒風險。

洗手台邊緣向內15公分範圍內，淨高應有65公分以上，洗手檯面下方留有輪椅使用者膝蓋容納的空間，水龍頭應該採用撥桿式或光電感知器來給水。

老年人有時會將手壓在洗手台來支撐自己的身體，為了避免洗手台因時常重壓而碎裂，除了在洗手台旁裝設扶手外，還要隨時檢查洗手台與其牆面是否緊密貼合、洗手台的螺栓是否有生鏽、鬆脫、洗手台的表面是否有裂痕。

廁所及洗手台與淋浴處，應以固定隔間或防水拉門分隔，以維持廁所及洗手台等處地面乾燥。

老年人洗澡時採用無浴缸的淋浴方式較為安全，浴空間設有防滑的淋浴椅與扶手，蓮蓬頭可以調整高度。若使用浴缸，浴缸高度應低於膝蓋（宜為30～60公分之間），以利老年人進出；浴缸內並應加裝防滑墊，需要時，浴缸旁可放置防滑椅，以坐著休息。

磁磚要有防滑處理或放置防滑墊，使用截水溝可確保乾濕分離，另裝置防水拉簾。

浴室要有對外窗並保持空氣流通。

如果浴室內有裝設電源插座時，插座應具有防漏電的安全設計，可防止老年人因手腳潮濕不小心碰觸，而導電發生意外。

最好選用自動控溫裝置的瓦斯熱水器，以防熱水過燙而發生燙傷。瓦斯熱水器應裝置在屋外通風處（熱水器安裝及使用可參考消防署網頁），並保持屋內空氣流通，且熱水的管線不要暴露在牆壁外面，以免老人燙傷。瓦斯熱水器若無法裝置在室外通風處，則建議改裝電熱水器。

浴廁低預算安全改善方案

● 馬桶兩側採用可掀式扶手,且直徑120公分以上。

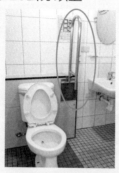

● 馬桶太低應放置馬桶增高器。

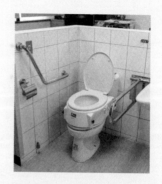

● 洗手台加裝扶手,方便老年人支撐身體。

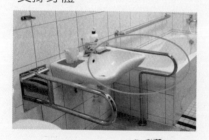

● 浴室宜採乾濕分離設計。

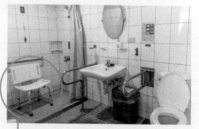

→ 老年人要使用淋浴椅淋浴,淋浴間要裝設防滑扶手

● 如採用浴缸坐浴,浴缸內應加裝防滑墊。

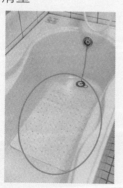

● 浴室插座應具防漏電的安全設計。最理想的狀態是浴室內不要使用插座。

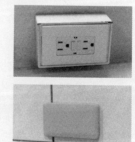

居家環境安全改造的補助

　　既有住宅在居家環境安全部分可能或多或少都有一些問題，所以將目前居住環境加以改善是可以加強的，居家環境安全改造時可以尋求政府補助。

　　失能老人接受長期照顧服務輔具購買及居家無障礙環境改善補助（請洽各縣市社會局），以台北市為例，符合下列各款規定者，可以申請補助：

一、設籍且實際居住本市，有接受長期照顧服務必要且經本市長期照顧管理中心評估之失能者，包含下列二類：

　　（一）65歲以上ADLs一項以上失能或僅IADLs失能且獨居之老人。

　　（二）50歲以上ADLs一項以上失能之身心障礙者。

二、申請補助項目未獲政府其他醫療補助、社會保險給付或其他相同性質（輔助器具）補助者。申請居家無障礙環境改善者不得重覆申請「改善中低收入戶老人住宅設備」補助。

三、曾申請輔具補助者，須已超過輔助器具之補助年限。

四、其他：詳見「失能者接受長期照顧服務輔具購買及居家無障礙環境改善補助項目表」有關規定。

　　如果符合中低收入戶可以向各縣市社會局申請中低收入老人住宅設施設備補助：

　　（一）補助對象：設籍於該縣市年滿65歲以上之低收入戶及中低收長者，3年內未接受本項補助者。

　　（二）改善內容：臥室、廚房、衛浴等設施設備、無障礙環境及住宅安全輔助器具。

　　（三）補助標準：按每戶改善內容核實核定，每戶最高以補助10萬元為限（各縣市政府補助上限不一，有3萬、5萬不等，亦可能比照長照10年計畫之補助）。

→詳細內容請參考：衛福部社會及家庭署輔具資源入口網／失能老人輔具補助制度簡介網頁

老年人的運動與旅遊原則

文／劉力幗（臺北榮總高齡醫學中心主治醫師）

　　隨著年紀增長，骨質與肌肉流失，肌耐力、關節柔軟度、心肺耐力、平衡感都隨之退化，關節也因長期磨損而變得較不靈活，甚至容易感到疼痛。平日罹患的慢性疾病與每天必須服用的藥物，也讓老年人容易退縮，減少運動量與活動量，結果體力越來越差，每天都感到身體無力且疲憊。其實，想要健康的老年生活，運動是不可缺少的重要一環。

　　除了運動，適當而良好的休閒生活、國內或國外的旅遊，也可以協助老年生活更有自信，增進生活品質，提升人際關係、社會期待、社會角色參與等。因此，各地的退休人員協會都鼓勵退休長者積極從事各種活動，無論是在離住所不遠的地方放鬆遊玩，或到其他縣市，甚至遠赴國外看看年輕時一心嚮往的秀麗風景，都會是有趣的經驗，也可以藉此打開眼界，並陶冶性情。

◆ 運動可增進身心健康，預防慢性疾病

　　運動對任何年齡層都有好處，而且任何時候開始運動都不嫌晚。許多證據已經顯示規律的運動可以減少關節僵硬發炎的程度，增加身體柔軟度與活動度，使生活過得較有活力而且保持愉快的心情。

　　常規的運動有益於增進身體與心智的功能，預防慢性疾病的發生。即使對已經罹患慢性病的長者，運動對血壓及膽固醇的控制也有幫助，有助於身體對許多藥物的反應更加良好。團體運動可以帶來社交活動的好處，認識新朋友，並一起分享運動過程中的歡笑與

益處，不只可以提升運動的效能，也讓老年人更能持之以恆地運動下去。

在美國，許多州定期舉辦專為50歲以上中老年人設計的奧林匹克競賽，內容包括箭術、羽球、籃球、保齡球、單車競賽、高爾夫球、馬術、競走、壘球、游泳、桌球、排球等等，可見大部分的運動項目並不單純因年紀而受限。

◆ 給老年人的運動建議

一般而言，適合老年人的運動建議包括有氧運動、耐力訓練、低阻抗性運動、柔軟度與平衡感訓練等。有氧運動，例如走路、慢跑、跳舞、騎單車、游泳等，這些規律有節奏的活動，對心肺功能有很大的幫助，而且很適合融入日常生活中去實行。

適合的運動頻率

過去對運動的頻率，建議需要中等強度的有氧運動一週5天，每天至少30分鐘，或是激烈的有氧運動至少一週3天，每次20分鐘。不過，近期的研究顯示，只要每天持續進行中等強度的運動，每天15分鐘或一週90分鐘，就能看到明顯的好處，不一定都必須是如馬拉松那樣極度耗能的運動。

適合的運動項目

過去較少強調的肌力訓練或低阻抗性訓練其實對長者相當重要，如舉重或體操等運動，可以改善老年人的肌肉質量、力量與功能，在預防老年衰弱與肌少症方面尤其有效。許多伸展、柔軟與平衡的運動並不受環境或器材的限制，即使在家中，長者也可以輕易施做，使每日規律的運動變得簡單可行。

不過，老年人在運動前後都應加入伸展操，或增加關於伸展度、柔軟度與平衡感訓練，像是瑜珈或太極，有助於改善姿勢的穩定性、活絡關節，在意外發生時，才有較靈活的應變能力，以減少跌倒的風險和相關的傷害。

- **走路**：對長者而言，走路是一項很好的運動，特別適合由此開始一天的生活。如果體力許可，稍微走快一些，或是與朋友一起散步聊天，都是很好的活動。現今科技進步，甚至有許多團體結合手機的衛星定位功能與健走，成立許多活動性社團與尋寶活動，在運動之外也增加了娛樂性。

- **騎單車**：騎單車兜風也相當適合作為平時的常規或休閒運動，許多都市也逐漸建立自行車步道，騎乘在車道上既輕鬆又可以欣賞風景。如果在安全的車道上快速前進，也可以達到訓練心肺活力的效果。老年人可以與全家人一起出遊，放鬆心情、達到運動效果之餘，還可以促進家人間的感情。如果有自己的自行車，且為常常騎乘的常客，則應定期檢視自行車是否可以舒適騎乘，車墊的大小與高度是否良好。

- **游泳**：游泳是相當好的全身性運動，有益於促進肌肉協調與心肺功能，尤其是為關節退化所苦的長者特別適合。台灣許多縣市的健身房或市立游泳池都是良好的游泳場所，有些也有教練帶領水中有氧運動，應多加利用。

- **太極拳**：保持柔軟度的運動最廣為人知的大概就是太極拳。太極拳源自於古印度和瑜珈，傳到中國後加入了武學與藝術的元素，更強調內在的調合。在打拳時，除了身體的活動、關節的柔軟度外，太極拳也結合心靈的專注與呼吸，使心靈協調。太極拳被認為可以舒緩慢性疼痛、焦慮、憂鬱，促進協調並降低跌倒的發生；促進日常生活的功能性與獨立性，並增強整體的健康。

◆老年人運動時應注意的事項

建議老年人在運動前，尤其如果想從事較激烈的運動，先讓醫師做健康檢查，重點是心肺功能與耐力的檢查。如果想從事的是較高強度的運動，也應該先了解自己的身體狀況，並依據健康狀況、環境因素與個人喜好，挑選適合的運動項目。必要時可以先向醫師或運動教練諮詢。

宜挑選溫和、無負擔的運動項目

老年人適合的運動基本上以溫和，並對身體各關節不造成太大負擔的類型為主，若是關節有問題的老人，不建議做大量的負重運動。

運動前不忘暖身，運動後要緩和

老年人在運動前後都要做暖身及緩和運動，而且運動前的熱身活動時間要拉長，開始從事運動時的運動強度要低一些，再慢慢增加時間與強度，特別是久未運動者，要由較低中度的負荷開始。（請參考第98～109頁）

須選擇安全舒適的場地運動

運動場地的安全性對老年人健康的維護相當重要，溫度與濕度最好適度，避免太熱會影響長者血壓，或太冷無法充分熱身；另外，場地應光線充足、地面平坦，以避免運動傷害。

運動時，應穿著舒適的衣物，並戴上必要的輔具與護具，例如護腕、護膝等，輔具應正確使用，如果有手杖也應隨身攜帶；若行走路徑有坡度或是登山，可以選擇適合的登山杖來減輕關節的負擔。不論任何年齡層，最好避免在用餐前後1小時內做運動。

注意身體反應，有不適就停止運動

每位長者的體能與對運動的反應可能不盡相同，如果長者感到疼痛、暈眩、胸悶、胸痛或任何身體上的不適，或周圍的朋友注意到長者有任何不尋常的變化，都應立即停止運動，並告訴運動指導員或同伴。而如果平時即有昏眩或血壓、血糖未受控制、嚴重骨關節問題，以及其他嚴重健康的問題，在開始運動前，應該先諮詢醫師，並將疾病與症狀控制好後，再從事運動。

根據統計，台灣約有四分之三的人沒有規律運動的習慣，長期以久坐的生活模式為主，導致許多慢性疾病的發生。規律運動可以增加平均壽命、減少失能、提升體能與改善健康，所以老年人應自我鍛鍊健康體適能，增進心肺耐力、肌力、肌耐力與柔軟度。重點是選擇自己有興趣的運動，並找些好朋友一起運動，彼此勉勵督促，規律運動並享受運動帶來的好處。

◆旅遊可以增進生活品質

英國哲學家培根曾說：「對青年人來說，旅行是教育的一部分；對老年人來說，旅行是閱歷的一部分。」對老年人而言，退休後多了些休閒時間，金錢的運用也較有餘裕，這個時期或許是人生中最適合前往各地遊覽山水的時候。

自己規劃行程，設計最合宜的旅遊內容

出行之前應充分了解行程，無論是與家人、朋友同遊，或是參加旅行社的團體旅遊，若可以參與行程的規劃更好，可以藉此訓練腦力與獨立，也可以避免旅程中有自己不預期且體力無法負荷的部分。一旦成行出發了，或許也會發現自己的規劃與執行能力比預期中的更好。

旅途中也別錯過許多特別給予長者的優惠，如國家公園或旅遊園區入場費、餐費或住宿費等等的禮遇。

◆ 老年人出遊應注意的事項

過去的研究指出，在所有的旅客當中，二～七成的旅客曾經在旅途中出現健康上的問題，在國際旅行當中有1～5%的旅客曾經尋求醫療的協助。

隨身攜帶日常用藥

行前打包行李時，千萬不要忘了平日服用的慢性病控制藥物，若有急救用藥物，例如氣喘噴劑等，也應該收納在一起，隨身攜帶，不建議收納在托運行李中，也別隨手放置，結果忘在遊覽車上或景點處。在外地旅遊，甚至國外，難以取得藥品，若遺失日常用藥將相當麻煩，如果因此而影響疾病控制更是得不償失。

旅途中，除了藥物之外，在移動之前也要多次檢查可能遺忘物品的地方，例如旅館的床頭、床底、抽屜裡、浴室、廁所，手機、錢包或一些隨身小物都別遺漏了。

旅程要量力而為

出外旅遊除了享受、欣賞美景、風土人情之外，最重要的就是平安出門，平安回家。在選擇旅遊目的地時，必須考慮自己體力所能及，稍微計算一下路途上或景點處有多少路程需要行走或是登高，不要逞強，或輕易挑戰自己能力的極限。

而旅遊目的地若有疫情發生，例如流感或其他傳染性疾病盛行，則要謹慎考慮是否前往。

如果不確定旅遊環境的危險狀況，或是否需接受特殊防護與疫苗注射，可以事先詢問交通部觀光局旅遊服務中心或各醫院的旅遊諮詢門診。路途中，千萬不能勉強，需量力而為，若有身體不適，應馬上向一同旅遊的親友、同伴或導遊反應，許多景點都有幫伕可以僱用，以協助行李背負，或是有車伕及小車可以利用搭乘。

避免長時間固定姿勢

旅遊的途中，若有搭乘長程的交通工具，如遊覽車、搭船或搭飛機等，記得定時站起來動一動，伸展筋骨，每到一個定點也要下來走一走，別只是待在車上小憩睡覺。

注意環境，避免受傷

行進時、照相時要注意周遭環境，不要因地勢不平或推擠而跌倒受傷，不要只顧著取好景點而造成自身或別人的危險，更不要因顧著欣賞風景而脫隊。

注意飲食安全，避免生食

在旅遊期間，確保飲食安全相當重要，雖然為了享受各地不同風味的小吃，這一點常常很難達成，但一般還是建議要吃煮熟的食物，不要飲用生水，也不要任意購買路邊攤的食物。

行前先了解旅遊地環境的氣候、地形

出遊時，應考慮目的地當地的氣候、海拔高度與地勢，如果氣溫、濕度與原本生活的地域相差太多，都有可能造成身體上的不適。例如：前往海拔較高的區域，可能發生高山症，或許需要使用預防性藥物；氣候太炎熱的地點，可能導致中暑、脫水、皮膚曬傷等，旅途中必須注意防曬、水分與鹽分的補充攝取，並特別注意老

年人的體力能否負荷。

搭飛機最忌久坐不動

遠赴國外旅遊，最常使用的交通工具就是搭乘飛機，但如果有下列情況，一般不建議搭乘：

● 控制不良的心臟疾病、高血壓或高血糖。

● 急性肺病、氣胸或其他急症。

● 近期發生過中風或癲癇。

● 最近2週內曾進行眼睛、腹部與腦部手術。

以上的情況都不適合進行長程的飛行。如果不確定自己的狀況是否適合，則應先詢問自己的家庭醫師，或是到旅遊諮詢門診詢問。

在飛機上時，可以選擇靠近走道的座位，方便起身活動或如廁。並且，避免在飛機上飲用含酒精的飲品，也別攝取太多會產氣的食物，如汽水，最好是多喝開水即可。

在飛機上，應定時起身走動或伸展四肢、活動雙腳。

出國宜攜帶英文診斷書

如果預計在國外停留較長時間的長者，最好請醫師協助開立一份英文診斷書，內容包括：罹患的慢性疾病及日常用藥，如果遇到緊急狀況，可請當地的醫療單位盡速提供協助。

從事自己喜愛的旅遊活動，做好完整的出發前健康評估，參與旅程的規劃，路途中注意安全，並好好享受一路上的美景，體驗不同景點的風土民情、異國美食，就可以藉由旅遊增進生活品質與身心健康，達到活躍老化的目的。

老年人緊急就醫的原則

文／廖美珍（高雄榮總急診科主治醫師）

　　人生是一個生、老、病、死的流程，當青春年華逐日逝去，留下的只有開始敗壞的身體、日漸銷蝕的精神和力氣。今天，父母逐漸老化的形象就是我們日後的寫照。了解如何照顧年邁的老爸爸、老媽媽，才能預知自己未來將要面對哪些老化問題，而加以預防。

　　「老化」是一具身體，多重器官和心智同步退化的綜合呈現，所以老人家一旦生病，不可能用單一個病徵或單純的疾病做單線思考，而是要綜合原有的慢性疾病，加上急性問題，以及病人的心理狀態等複合角度來考量病情。因此，要對身、心和各種外在因素進行多角度的分析，才能有正確的診斷和治療。

◆ 老年人日常生活的健康重點

　　老化原是不可逆的過程。我們生活裡可以發現，同樣是80歲的老年人，有些人因身上有多種疾病而失能需要他人照料；但也有人仍然健步如飛，過著活躍的日子，不僅自我照顧沒有問題，甚至還能協助照顧家庭裡的其他成員或投入社會的各個角落服務。

　　老化雖然是我們無法改變的事實，如何能讓老年人提升活力及延緩退化的速度，以維持健康的生活，卻很重要。

規律的起居時間

　　老年人的生活通常很規律，定時就寢，準時起床；就寢、起床時間如果發生變化，就是身、心即將出現問題的警訊。

除了因為身體疼痛、憂鬱及焦慮的情緒會引起失眠外，例如患有漸進性心衰竭，夜裡躺上床後，就會出現睡不著的症狀，而必須起身坐一會兒，或下床走走，才能再入睡，更糟的是，可能出現無法平躺，必須坐著睡的情形。因此，老年人的起居作息一旦變化，就要特別注意，千萬不要輕忽。

定時、定量的飲食習慣

孱弱的長者若出現厭食的症狀，通常表示有潛藏的問題。請注意！有一種厭食狀況是人為限制飲食而引起的。

人們常常因為某些慢性疾病的緣故，接受飲食衛教教導，而食用清淡飲食，特別是低鹽飲食，從而限制了老年人的食物選擇。但是，老年人因為生理味覺退化，以及長年習慣重口味的關係，往往無法接受飲食限制，以致發生厭食的情況，而不喝水、不吃飯往往是引發老人家精神、體力和免疫力衰退的主因。

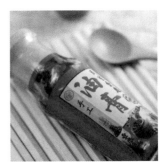

老人家沒胃口時可利用沾醬、調味料引發食慾。

若老人家的食量不大時，若沒有水腫及心衰竭的疑慮，營養師通常會建議，讓老年人沾少許的醬油配菜，可以增加食慾。

按醫囑確實服藥

老年人常因為記性不好，忘記服藥，或者心理排斥而不按時服藥，也可能是服用藥物後出現新的症狀，使原本的病情加重或衍生合併症。因此，須留心老年人領藥後，服用藥物的情形。如有發現問題時，無法按醫囑服用時，即必須坦誠告知開立藥物的醫師，如此，醫師才不會對用藥的劑量或藥物的選用種類有錯誤的判讀。

定時而適量的運動

定時，可以養成運動的習慣。因人而訂定的適量運動，則可以促進血液循環和舒暢呼吸、保護心血管和肺功能，更能維護老人家的肌肉強度和平衡力道，減少跌倒的可能性。適度的運動能夠舒緩肌肉緊繃和關節僵硬的疼痛。由於年長者因各人心肺功能及體能差異不同，其運動的耐受性也有個別差異性，一般是選擇自己喜歡的活動、方便及可近性才可能持久，像能行走者在住家附近公園散步、跳舞，做做體操、太極操等也是不錯的選擇。

運動的強度及時間長度，以心跳約達每分鐘130下為主，但因有個別差異，簡單說，應以不過度換氣及費力為原則。開始練習運動者，也許無法忍受一次20分鐘以上的活動，可以分多次進行，及漸進性練習，逐漸延長時間，只要持之以恆，就能達到運動的效果。

對於已經失能，以致臥床，與使用輪椅卻仍有意識的長者，也應該學習合宜可行的居家、床上或坐姿運動，例如：抬腿上下或伸屈運動，甩手擴胸、轉身、屈體、轉頭等。

多參與社交活動，保持心情愉快

　　保持人際互動、聆賞音樂和與人談話，或從事其他活動，例如：閱讀、打橋牌、玩象棋等心智競合活動，不但有助於活化老人家的心智，對於減緩心智退化的速度也有幫助，並能避免因為孤立而產生的沮喪情緒。

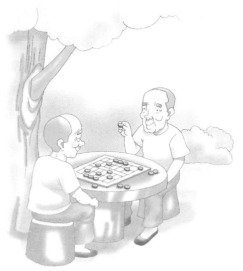

玩象棋有助於活化老人家的心智。

保持大、小便通暢

　　定時排遺對老年人的腸道十分重要，可以避免宿便引起的自體中毒。小便通暢則可以防止腎衰竭和尿路感染。

　　現代社會裡，居家形式及家庭結構與傳統大不相同，人們獨居的比率也比以前高，即使是與家人同住的長者，也可能因子女在外工作，白天裡，家中只有老人自己或尚未入學、需要照顧的幼童，因此，現在的長者比過往的老人家要承受較多的寂寞及壓力，因此非常需要家人及社會的關懷。

　　請多關心身邊的長者，尤其是有焦慮及憂鬱情緒的長者，你我的關心是帶領他們順利度過老化人生的助力之一。

以上的照護重點不單單可以用在照顧老人家方面，對於日後也會老化的我們，也是重要的生活準則。這些日常活動要點一旦發生變化，即表示老人家有身體不適或已經有了疾病的警訊，必須謹慎注意，小心以待。除此之外，還有一些關於老年人緊急送醫的要點，也是大家都必須了解的。

◆老年人緊急送醫的要點

在醫院裡的急診室，每天24小時不間斷的運作，其目的是為了應付有緊急問題的患者，為他們提供最快速的健康照顧通道，以穩定早期病情為首要。因此，有些突發性問題，可能有危及生命的問題，應當及早送急診診療，尤其是以下七大症狀出現時：

突發性的神智變化

老人家的神智如有突然發生變化時，像胡言亂語、答非所問、人格改變及行動遲鈍嗜睡等，就要考慮到血糖高低、心臟功能、心律不整和心速過快或過慢、血壓高低、各類形式休克、各類中毒、服藥劑量多寡、各類中風、電解質及水分平衡、急慢性胃腸道出血所導致的貧血、各類顱內創傷性血腫或腦壓變化、各種急性情緒失控，以及精神疾病，如憂鬱症或失智合併精神症狀等狀況。

突發性運動失調

老年人新發生的反覆跌倒，或喪失肌肉力量及協調能力，如走路不穩或路線偏斜，這時，除了要考慮和上述神智突然發生變化的一些因素之外，也要考慮是否有未被及早發現的骨折情形，尤其是跌倒後，過久疼痛問題無法緩解或抗拒坐起、站立等負重的活動。

突發性胸部不適、胸痛或呼吸困難

老年人突然出現胸痛、胸部不適或呼吸困難的狀況時，除了要考慮狹心症、心肌梗塞、急性心肌炎及心肌衰竭、主動脈剝離、肋膜炎、肺炎，以及咳嗽所導致的肋骨骨折等常見的原因外，不要忘了，也要看一看病人胸部四周有無帶狀疱疹引起的的小紅疹或水疱。

突發性腹部疼痛和不適

除了常見的闌尾炎、胃腸穿孔、胰臟炎、膽道炎和結石、腎臟炎和結石、各類腸阻塞及絞痛外，不要忘了，帶狀疱疹和會危及生命安全的腸系膜動脈梗塞也會引起腹部疼痛的問題。

突發性的莫名極端不舒服

老年人如有突發性的莫名不舒服，而不肯移動或有躁動狀況時，除了要考慮上述四種突發性狀況的各種潛在病因外，還要特別注意是否有體內出血、無痛性胃腸道穿孔等情形。更重要的是，不可忘了非典型症狀敗血症存在的可能性，若時有手腳冰冷、冒冷汗及反應變差等情形，應即刻送醫，以免延誤治療。

出現急速功能退化

急速功能退化、譫妄、失禁及跌倒被稱為**老人症候群**，這些症狀並非是哪一種疾病的特有症狀，指的就是孱弱的長者如同年幼的孩童一般──只要生病了，就好似「返老還童」一般。生病時，雖然無法用言語表達，但是身體會用「急速功能退化」來表現，例如：原來可以自行下床活動的長者，變得沒有精神，整天臥床，而且吃不下；有些長者則是突然認不清時間、空間、位置，或是性情大變，像個不講理的小孩一樣亂吵不休。

PART 1
認識老年篇

PART 2
個案故事篇

PART 3
疾病照護篇

PART 4
日常生活照護篇

這些狀況常常可能潛藏著急性問題，陪同就醫的家屬若能提供這部分的訊息，對於醫師判斷病情是很重要的。

此外，也有些人因為對老化的刻板印象，誤把急速退化當作老化的表現，以致失去掌握逆轉退化的時機，而導致病情症狀一發不可收拾。

出現高燒或其他急症

當老人家有突發性高燒或其他急性症狀，例如：咳血、吐血、血便、尿路阻塞等，也都要緊急就醫。

以上是老人家可能需要到急診室接受緊急處置的原則性指標，如果老人家只是這七大指標外的症狀或疾病，就應當尋求平常門診的途徑做較深入性的診療。

南台灣各大醫院的急診室床數容量明顯不及北部醫院充裕，但民眾對急診的需求量並不比北部的民眾少，所以依照上述七大原則，協助老人家到急診室就醫，而不是把急診室當作老人家的臨時照護單位，就能部分疏解急診室的擁塞問題，讓真正需要的老人家得到充分的醫療照顧。

可見的未來，我們終將跟隨自己父母的腳步，步入高齡社會，學習正確的老化過程和生活，可以避免或延緩老化必然會發生的急症就醫，對個人、社會和國家都是一種福分。

老年人緊急送醫的7項指標

1. 突發性的神智變化。
2. 突發性運動失調。
3. 突發性胸部不適、胸痛或呼吸困難。
4. 突發性腹部疼痛和不適。
5. 突發性的莫名極端不舒服。
6. 出現急速功能退化。
7. 出現高燒或其他急症。

醫療櫥窗──個案分享

長者常合併多重疾病，例如：高血壓、關節疾病、高血糖以及服用慢性藥。以前學醫時，老師總會告訴我們：「病人一次只會有一種疾病，如果用一種疾病可以解釋所有的症狀，表示是真的找到答案。」但高齡長者的疾病似乎不按照這樣的理論出牌，他們的健康問題可以跨急、慢性疾病、心身及醫源性問題，甚至疾病也常以非典型症狀來表現，因此，詳細的病史、用藥史、完善的理學檢查和實驗室數據對醫療人員的判斷都是一樣的重要。以下是筆者曾經在急診室裡遇過幾個以老人症候群表現的個案，與大家分享。

【個案①──飲水不足以致脫水，導致反覆跌倒】

一位91歲，原來沒有任何慢性病，可自行走路的老太太，因反覆跌倒，而被送急診外傷科，經檢查後，醫師告知老太太及其家屬無顱內出血，亦無骨折，回家休養即可。

由於家屬無法在家照料老太太，將其送至照顧機構。隔天，家屬接獲機構的電話通知，因為老太太有急性身心功能退化的問題，希望家屬把她送醫。於是，老太太再度被送到急診室，到院後，醫護人員發現病患口腔黏膜有些乾及脫水情形，且其血糖高於800mg/dL，才知道原來沒有病的患者，因為潛藏的感染症導致血糖因而異常不耐（即血糖當在身體緊急反應功能失常而升高）。一般正常人對血糖上升，會有口渴情形而多喝水，而老人家對口渴較遲鈍，沒有喝水，高血糖時更惡化、脫水，使肌肉無力，以致步態不穩而反覆跌倒。

【個案②──肝硬化引發神智混亂】

一位約70多歲的老太太，由曾當過護理師的女兒陪同看急診，家屬表示患者原來住中部，曾於某醫學中心被診斷失智，住院一個多月，近日才出院。最近，為了讓照顧母親而疲憊至極的弟弟休息，她便把母親接來同住照顧，但是母親夜裡的神智混亂的症狀越來越嚴重，因此，不得不求助於神經內科門診。

一開始，「醫師擔心是失智精神科合併憂鬱症狀」，給藥治療幾天後無效，他們又尋求精神科的協助，精神科醫師停掉抗憂鬱的藥並增加抗精神用藥劑量後，病患精神更是混亂且白天嗜睡。由於無法在

家照顧，女兒在送安養中心前，先送急診。

在急診室，醫師發現病患的所有肝功能指數均正常，卻有異常高血氨症（NH3>200μg/dL），原來患者的神智改變非失智所致，而是因肝硬化合併肝昏迷所產生，病患的意識也在使用降血氨的Lactulose後的第二天完全恢復，也改變家屬送安養中心照顧的想法。

【個案③──無法小便引起意識混亂】

一位80歲的單身榮民因為意識混亂，而被榮民之家送來急診室，所有可以影響意識變差的檢驗實驗室報告均在正常值中，但理學檢查發現下腹有異常腫脹，後來察覺其異常腹漲是源於膀胱漲大，遂為其導尿，經引導 2400ml無菌尿液兩天後，並無合併感染，而患者也在解除尿路阻塞的問題後兩天清醒。

【個案④──重覆服藥以致暈厥】

一位 78歲的老婦人因為反覆暈厥而被送到急診室，從病史及理學檢查發現患者有明顯的姿勢性低血壓。院方便請家屬將病患家中的藥物帶來回顧，發現病患在兩家醫院固定拿藥，除了在本院被診斷有高血壓、頭暈、消化不良及甲狀腺功能過低，於多個專科門診接受藥物治療，在神經內科、腸胃科及新陳代謝科共領有兩種降血壓藥（Hydrochlothiazide及Doxaben）、制胃酸劑（Cimetidine）、甲狀腺素（Levothyroxine）、鈣片（Calbo），與抗血小板的Ticlopidine及Dipyridamole、Benzbromarone及Semi-nax，共計十一種藥物。

此外，病患也同時在另外一家醫院的腸胃科、新陳代謝科及風濕科領取同樣或類似的五～六種藥物，分別是Cimetidine、Hydrochloroquine、Dipyridamole、Thyroxin、Vitamin D3及Olmesartan，另外、還有Cermeline、Ambroxol及Prednisolone，共計九種。

仔細詢問患者，發現她其實並不知道醫師的處方有重覆用藥，只是她也從未遵循醫囑吃藥，常常憑自己的感覺，自行調配服用藥物。所以，這位病人的問題是重覆服用太多的降壓藥而造成姿勢性低血壓。

免費老人健檢項目與健檢迷思破解

文／周明岳（高雄榮總高齡醫學中心／高齡整合照護科主任）

「醫師，我媽媽最近比較容易累，可以幫她做些檢查嗎？」

「醫師，我小學同學前陣子心臟病走了，我的好朋友最近也被診斷出有癌症，我怕自己是不是也有問題，可以幫我做全身健康檢查嗎？」

「做健康檢查？不用啦，我的身體很好，又沒有不舒服。」

「不用再檢查了吧！幾年前我就做過一次健康檢查，醫師說我都很正常啊！」

「健康檢查很貴耶，我沒有錢啦！」

談到健康檢查，相信上述的對話，大家應該都不陌生。隨著教育水準、醫療保健知識及生活水準不斷地提升，大家對於健康的信念，已由過去消極地治療疾病，逐漸轉變為積極地疾病預防與健康維護，於是健康檢查也越來越受到重視。

但健康檢查對於高齡者的重要性何在？健檢一定要花大錢嗎？面對琳瑯滿目的健檢項目要怎麼選擇，檢查項目越多越好嗎？這些問號都是本文要替大家解答的。

為什麼高齡長者需要健康檢查？

　　根據近幾年的統計，我國十大死因仍是以慢性疾病為主，包括心臟病、腦血管疾病、糖尿病、高血壓等，而老化正是慢性病的重要危險因子之一，因此若能藉由週期性的健康檢查，早期發現異於正常老化的功能衰退，及早介入處理，也就是「早期診斷、早期治療」的概念，如此，可避免或延後失能的發生，提升高齡者的生活品質及維護生命尊嚴，也能減少家庭照顧的負擔。

◆把握權益，免費做健康檢查

成人預防保健服務

　　政府提供40歲以上的民眾，免費的成人預防保健服務。凡40歲以上、未滿65歲，每3年檢查一次；而65歲以上者，則可每年檢查一次。免費的成人健康檢查內容包括：

- **基本資料**：問卷，內容包括疾病史、家族史、服藥史、健康行為、憂鬱檢測等。

- **身體檢查**：一般理學檢查、身高、體重、血壓、身體質量指數（BMI）、腰圍。

- **實驗室檢查**：

  1.尿液檢查：蛋白質。

  2.腎絲球過濾率（eGFR）計算。

  3.血液生化檢查：肝指數（GOT、GPT）、腎功能（肌酸酐）、

血糖、血脂（總膽固醇、三酸甘油酯、高密度脂蛋白膽固醇、低密度脂蛋白膽固醇計算）。

4.B型肝炎表面抗原（HBsAg）及C型肝炎抗體（Anti-HCV Ab）：1966年或以後出生且年滿45歲者，可搭配成人預防保健服務，終身接受一次檢查。

5.健康諮詢：戒菸、戒酒、戒檳榔、規律運動、維持正常體重、健康飲食、事故傷害預防、口腔保健。

老人健康檢查

老人健康檢查＝成人健康檢查＋各縣市自訂之增項檢查

全國各縣市政府針對65歲以上老人，每年定期舉辦免費老人健康檢查及保健服務，主要是以成人健檢為基礎（如前文所述），各縣市再搭配不同組合或套餐（如胸部及腹部X光檢查、心電圖、腹部超音波、甲型胎兒蛋白檢查、甲狀腺刺激素等）。增項檢查會略有差異的原因包括各縣市經費預算不同，或各縣市老人健康狀況的考量不同。

值得注意的是，各縣市除了額外增加的檢查項目不盡相同外，對於申請資格、開放時間、申請方式也有些許差異，民眾可多加留意，或逕自洽詢各縣市政府衛生局／所。

貼心小叮嚀

● 因為老人健康檢查已包括了當年度的成人健康檢查項目，所以若同一年度已經做過老人健康檢查，就無法再做一次成人健康檢查。但如果超過開放時間或遇到額滿情況而沒有做到老人體檢的長輩，仍可以做每年提供給65歲以上民眾1年一次的成人健檢。

● 免費成／老人健檢除了「做檢查」外，也包含「報告判讀」。通常會在檢查完約2週，另外安排門診時間，由醫師直接對參加健檢者解釋健檢報告，並提供健康諮詢。

癌症篩檢

根據衛生福利部公布2014年國人十大死因統計結果顯示，惡性腫瘤已連續第33年蟬聯十大死因榜首，每100人就有28人死於癌症。而且癌症的死亡時鐘越撥越快，平均每11分24秒就有一人死於癌症，比起去年快了20秒。

雖然癌症正以驚人的速度在成長，但30％以上的癌症死亡是可以預防的。預防癌症的第一步就是要從源頭做起，建立健康的生活型態，避免已知的危險因子，「包括菸、酒、檳榔，肥胖、不健康的飲食與生活型態及缺乏運動等；第二步則為定期癌症篩檢」。

「沒有症狀為何要檢查？」這是民眾對癌症常見的迷思。癌症早期往往無明顯症狀，等明顯症狀出現才就醫時，往往已經進入二至三期。而癌症篩檢的好處在於早期發現癌症或其癌前病變，早期治療可以提升存活率，或阻斷癌前病變進展為癌症，尤其是**子宮頸癌、大腸癌、乳癌**和**口腔癌**這四種癌症更可透過篩檢降低死亡率。子宮頸癌的發生率和死亡率在近10年來，因為子宮頸抹片檢查而降低五成左右，因此千萬不能輕忽定期接受篩檢的重要性，建議符合條件的民眾一定要定期接受四癌篩檢。

政府提供免費的癌症篩檢如下：

● **乳癌篩檢**：45歲以上、未滿70歲婦女，及40歲以上至未滿45歲且其二親等以內血親曾患有乳癌之婦女，每2年1次乳房X光攝影篩檢。

● **子宮頸癌篩檢**：30歲以上婦女子宮頸抹片檢查，建議每3年進行一次。

● **口腔癌篩檢**：30歲以上有嚼檳榔（含已戒）或吸菸習慣之民眾，與18歲以上、有嚼檳榔習慣（含已戒嚼檳榔）的原住民，每2年一次口腔黏膜檢查。

● **大腸癌篩檢**：50歲以上至未滿75歲民眾，每2年一次糞便潛血檢查。

◆ 健康檢查的迷思

健康檢查固然重要，但要小心一些關於健檢的迷思！

迷思一 健檢項目越多越好嗎？

有很多人認為健檢的項目越多越好。要知道疾病種類繁多，並不是所有疾病都能早期篩檢得出來，或都需要篩檢。現在坊間推出琳瑯滿目的檢查，不一定適合每個人，過多不適當的檢查不僅增加自己感染或輻射曝露的風險，也傷了自己的荷包。

政府提供的免費健康檢查項目雖然基本，但已包括了重要部分，如高血壓、糖尿病、高血脂症、肝腎功能、血球問題等。額外的自費項目需求及選擇則應依照每個人的過去病史、家族史、危險因子等，與醫師討論後再做決定。

迷思二 檢查數據正常就代表身體健康嗎？

　　每項檢查都有準確度的限制，檢查結果也會因個人年紀、身心狀況及不同實驗室儀器而有所誤差。況且身體的健康狀況也無法用一堆數據就能代表，例如：肝功能指數正常並不表示肝臟一切正常，一定沒有肝炎帶原或肝癌等問題，所以必須透由醫師從病史詢問、生活型態調查、身體檢查、實驗室檢查、影像檢查等綜合評估後的判讀較可靠。這也是為什麼健檢不是只有到檢驗所抽個血、驗個尿、照個X光，就可以解決的。

　　再者，健康檢查的結果是有時效性的。這次的檢查結果正常，只能反應檢查當時的健康狀況，沒辦法表示永遠正常。因為疾病有潛伏期，病程也會進展，有可能檢查時病灶還無法利用篩檢發現，前幾年健康檢查沒事，今年就發現是癌症的事情也時有所聞，所以定期檢查是很重要的。

迷思三 癌症指數高就是有癌症嗎？

　　癌症指數也就是腫瘤標記，是體內細胞產生發炎、異常分裂增生、或是癌變後，而分泌特定的物質。注意到了嗎？即使是細胞發炎，都有可能造成癌指數升高。

　　以國人常見的CEA（Carcinoembryonic antigen，癌胚抗原）為例，除了癌症以外，非惡性疾病，如老菸槍、慢性氣管炎、消化潰瘍、胰腺炎、憩室炎、肝膿瘍、酒精性肝硬化等，CEA均可能上升。所以癌症指數通常不一定能用來診斷癌症或是當成早期癌症篩檢的常規檢查。

　　反之亦然，即使癌症指數在正常範圍內，也無法確定真的沒有罹癌，更何況有些癌病直到目前為止，也沒有特定或敏感的癌指數

可用。所以,若是有癌症指數明顯上升或持續上升的情況,還是要找專科醫師諮詢,配合相關影像已提高診斷的敏感性和專一性。如果是已罹患癌症的民眾,則可利用癌症指數當作治療成效的評估、疾病預後、偵測復發的參考。

迷思四 我身體不舒服,可以做健康檢查找原因嗎?

健康檢查是在疾病早期或病患未發現症狀時,以一些檢查或步驟以期提早發現疾病或危險因子加以介入。因此身體若已出現症狀,不是去做健康檢查,而應該去看門診。

【貼心收錄 2】
老人失能居家照護技巧與相關資源

文／許碧珊（衛生福利部臺中醫院家醫科主任）

剛跑車回來，踏入家門口的計程車司機阿強大哥，聽見屋內傳來老爹蒼老沙啞的聲音：「阿強，你媽明天要帶去醫院換鼻胃管啦！」一身疲憊的他應答著：「知道了！」聲音裡透著些許的無奈。

阿強大哥的母親患有糖尿病、高血壓，卻從不知好好地控制糖尿病、高血壓是何等的重要，因為家境不好，不想增加兒子的負擔，去醫療院所拿一個月的藥可以吃2～3個月。3年前的某日，清晨起床時，突然覺得右側肢體乏力，不想加重背負全家經濟重擔兒子的壓力而沒告訴他，沒想到卻錯失了急性中風的3小時黃金治療期。

80歲的老父親對著突然失能，需要照顧的老伴，心有餘而力不足，單身未婚的阿強大哥，只好犧牲部分的跑車時間，身心俱疲地工作、家庭兩邊跑，家中的經濟也更加拮据了！

這樣的場景是許多家有中風者家庭的寫照，為了照顧中風者，家人往往身心俱疲，壓力沉重。功能正常的我們，有時很難想像失能者及其家庭會遭遇到什麼困難，看似簡單的門把、門檻，對失能者可能都是嚴峻的考驗，更不要提長時間的生活照顧與規劃。

依據2012年行政院衛生福利部的定義，**長期照護**係指對「**身心失能持續已達或預期達6個月以上，且狀況穩定者，依其需要所提**

供之生活照顧、醫事照護」。一個家庭中只要有一位失能的人口，常常就會造成家庭很大的負荷，不論是失能者或照護者的身、心、靈與經濟的重擔，若沒有相對的資源挹注，往往會使失能者及其家庭照護者的家庭落入失衡的惡性循環之中。本文主旨就是希望對於居家失能的患者與家庭，在居家自我照護或居家照護資源連結部分，能提供讀者一些幫助。

居家自我照護重點

◆ 當一個有能量的照顧者

要照顧他人之前得先把自己照顧好，善待自己，才有能量照顧別人，特別是照顧失能的患者，這可不是短期撐撐，就過得去的事，須擬好長期作戰的準備，包括：規劃好自己一整天，甚至一個月的行程，特別是適宜的休息與備援照顧者的設定，是相當必要且重要的。

千萬不要剝奪失能的患者練習重建或維持生活能力的機會。愛他，就是讓他有機會做他可能會做的，循序漸進地、不要預設立場地跟他的醫療照護團隊討論居家照護計畫後執行。執行時，對於預期性的挫折要先幫自己打預防針，與失能者的醫療照護團隊保持密切連繫，並修正照護計畫。

◆ 評估失能者是否有居家照護的條件

在居家照顧失能者時，必須先行評估或定期評估部分條件，以讓照護計畫能順利執行。

- **失能程度與身體其他器官健康的狀態**：失能者自己應了解與感覺自己狀況好時的身體狀態，若失能者自己無法表達，則照顧者應觀察其狀況良好時的常態，如此，當一有變化時，才能及早發現。

- **藥物**：是否有藥物用法、用量不適當或多重用藥的情況。

- **溝通障礙與溝通方式**：聽力、視力若有障礙，可以靠著配戴助聽器與眼鏡加以改善。

- **情緒問題**：憂鬱或適應不良常常發生於失能者，及早辨識與處置，可讓失能者的功能增加，生活品質提升。

- **功能**：若失能者還有進步空間時，可將功能進步設為居家照護的標的之一，包括：

(1)基礎生活功能（ADLs）：吃飯／穿衣／如廁／活動力。

(2)工具性生活功能（IADLs）：處理藥物／經濟／家事與交通的能力。

(3)經濟狀態與社會連結：應做長期抗戰的打算，而非等待坐吃山空的窘境，有些日間照顧或社區大學都能提供不錯的支援。

日常照護技巧

- **定期健康檢查**：預防勝於治療，為維持失能者的功能與預防進一步的失能，應與醫師討論預防再次失能的用藥與需要的檢查，例如：大腸癌篩檢、子宮頸抹片、乳癌篩檢、骨質疏鬆篩檢等。

- **定期門診追蹤治療**：這是必要的，不要只代為拿藥而不回診，所有的擔心都可以與照護團隊討論，並在居家附近找一個能夠提供良好照護需求的團隊。

- **遵照醫生指示使用藥物**：藥物服用有任何問題，都應及時向開立處方的醫師諮詢，若藥物使用穩定，就應該注意遵照醫囑之重要性。

- **均衡飲食與適當的水分**：除了注重均衡飲食外，也應考量因進食而帶來的快樂與滿足，色澤、氣味、擺盤都可以發揮想像力，例如：需要限鹽的人，可以在視覺、嗅覺（香氣）、其他味覺（酸、甜、苦、辣）做變化；水分不是給多就好，應視實際狀況，建立適合的常模。

- **口腔清潔及身體衛生**：此為重拾自信與社交很重要的一部分。

- **規律運動**：建議規律與漸進性地增加運動的強度與頻次，不但可以維持身體健康、避免跌倒並能促進大腦健康。運動是比任何藥物還要棒的處方！

- **規律的作息**：「安排規律作息，改變時與照顧提供者與被照顧者討論」。每天運動、曬太陽有助於改善情緒、生理時鐘及夜間睡眠。

- **與朋友保持往來，多參與各種社交活動**：參加社區各種活動，可保持身心活躍。

- **情緒照護技巧**：多肯定、鼓勵、傾聽、支持與保證，避免爭辯、指責，有時轉移注意力與場景轉換也很有幫助。

- **外出安全設定**：當失能者騎車或開車出現困難時，除了可以因失能者個別需要，而調整交通工具外，也要考慮其他外出方式。如有需要，可以申請愛心手鍊或至警局捺印指紋，使用衛星定位或緊急救援設備，以利走失時容易找回。

什麼情況下需要送醫？

失能者與照顧者應了解失能者狀況好時的身體，若有漸進性的變壞，應考慮送醫診治，包括：

- 不明原因或新發生的虛弱或神智改變。

- 不明原因或新發生的控制不良，包括：新發生肢體無力、頭暈、視力模糊、說話障礙、吞嚥困難、走路不穩、大小便失禁等。

- 情緒低落或人格特質改變。

- 胸悶、心悸、冒冷汗。

- 喘或呼吸形態改變。

- 不明原因或新發生的消化不良、出血，包括：進食量突增或銳減、紅色或咖啡色嘔吐物、紅色或柏油狀的大便。

- 不明原因的體重突增或銳減。

- 新發生的睡眠形態改變。

- 不明原因或新發生的疼痛。

多利用政府的居家照護資源支援

　　為因應高齡化可能導致失能人口增加長期照顧的需求，建構我國完整長期照顧體系，行政院於2007年核定「我國長期照顧十年計畫——大溫暖社會福利套案之旗艦計畫」（民國96～105年）。

　　其中，居家型與社區式的服務，指的是失能者留在自己熟悉的生活環境中，接受不同專業的服務。各縣市設置長期照顧管理中心（二十二個中心、三十八個分站）作為受理、需要評估及整合、連結、輸送長照服務的單一窗口。

　　為提升民眾使用長照服務的可負擔性，且同時避免資源濫用，依失能者家戶經濟能力，政府提供不同額度補助——一般戶政府補助70％、民眾部分負擔30％；中低收入者政府補助90％、民眾部分負擔10％；低收入者全額由政府補助。

●服務對象：

　　1.居家護理服務對象：

　　　(1)病人清醒時，50％以上的活動限制在床上或椅子上。

　　　(2)有明確的醫療與護理服務項目需要服務者。

　　　(3)罹患慢性病需要長期護理的病人或出院後需繼續護理的病人。

　　2.我國長期照顧十年計畫服務對象：

　　　(1)65歲以上的老人。

　　　(2)55～65歲的山地原住民。

(3)50～65歲的身心障礙者。

(4)僅IADL失能且獨居的老人。

● **服務內容：**

1.照顧服務（含居家服務、日間照顧、家庭托顧）：居家服務由照顧服務員依老人家日常生活能力失能程度的不同，而提供不同的服務，主要服務包括：家務及日常生活之照顧（如陪同就醫、家務服務、打掃環境等）、身體照顧服務（如協助沐浴、陪同散步等）。

日間照顧則是白天提供照護，晚上老人家即回到家中，享受天倫之樂，服務對象為日常生活能力尚可的老人。在日間照護機構中，亦有提供照護、復健、各項活動。補助時數上限為輕度失能者每月最高25小時、中度失能者每月最高50小時、重度失能者每月最高90小時；補助經費每小時以180元計。民眾使用照顧服務項目，可於核定補助總時數（或全額）內彈性運用。

2.居家護理：居家照護是由醫師和護理人員相互配合，到病人家中提供醫療服務，包括：訪視、診療、提供治療材料、一般治療處理，還有呼吸、消化或泌尿系統各式導管與造口之護理，以及代採檢體送檢，並指導家屬或看護幫病人護理的技巧。

個案應優先使用健保居家護理資源，如仍有需求時，經照管中心評估有居家護理需求者核准後，再由計畫提供每月最多兩次之居家護理服務。到家服務次數，原則上護理人員每個月兩次，醫師每兩個月一次。

3.居家及社區復健：係由物理治療師至個案家中協助個案進行物理治療及協助居家環境之評估，目的是使老人家或行動不便者可掌控自己家中的環境，增加生活滿意度及獨立感，經由照管中心評估後核給物理治療服務、職能治療服務，每項治療服務每星期最多一次，1年各以六次為原則。

4.輔具購買、租借及居家無障礙環境改善服務：補助金額為每10年內，以10萬元為限，但經評估有特殊需要者，得專案酌增補助額度。

5.老人營養餐飲服務：對於獨居的老人家所提供之服務，每人每天補助一餐，現行有數種方式，一種為定點用餐，一種為照顧服務員至家中協助老人家準備飯菜，及協助用餐；亦有將飯盒每日定時送至獨居老人家中。

6.喘息服務：家庭照顧者需照顧長達一個月以上者始可申請；可使用機構或居家喘息，且兩者之間可混合搭配使用。補助天數：輕度及中度失能者為14天，至少滿足一個月喘息一天之需求；重度失能者為21天。

7.交通接送服務：補助中度、重度失能者使用交通接送服務，以滿足就醫與使用長期照顧服務為目的，每月提供車資補助四次（來回八趟），每趟最高以190元計。

本書參考資料

《脖子變粗就是甲狀腺出問題?!》

● 林宏達:《認識甲狀腺》,文史哲出版社,1982年,再版。

● 金鏗年:〈近年甲狀腺疾病診療之發展〉,《臨床醫學》14:485-488,1984。

● 林宏達:〈甲狀腺學之今昔〉,《臨床醫學》3:37-40,1979。

● 尹宗高:〈甲狀腺疾病之回顧及冀望〉,《臨床醫學》1:463-464,1978。

《視力的無聲殺手——青光眼》

● 洪伯廷、劉瑞玲 (民95):《青光眼100問》,立 文化(台北市)。

《視力模糊、影像扭曲?恐是老年性黃斑部病變》

● 劉寬鎔、梁怡珈、陳慕師:〈老年性黃斑部病變之治療〉,《台灣醫學 Formosan J Med》 2013;17:267-79

● Chen SJ, Cheng CY, Peng KL, Li AF, Hsu WM, Liu JH, Chou P. Prevalence and associated risk factors of age-related macular degeneration in an elderly Chinese population in Taiwan: The Shihpai Eye Study. Invest Ophthalmol Vis Sci 2008;49:3126-33

● Kawasaki R, Yasuda M, Song SJ, Chen SJ, Jonas JB,, Wang JJ, Mitchell P, Wong TY. The prevalence of age-related macular degeneration in Asians: a systematic review and meta-analysis. Ophthalmology 2010;117:921-7.

● Aronow ME, Chew EY. Age-related Eye Disease Study 2: perspectives, recommendations, and unanswered questions. Curr Opin Ophthalmol 2014;25:186-90.

● Chakravarthy U, Harding SP, Rogers CA, Downes SM, Lotery AJ, Culliford LA, Reeves BV; IVAN study investigators. Alternative treatments to inhibit VEGF in age-related choroidal neovascularization: 2-ear findings of the IVAN randomised controlled trial. Lancet 2013;382:1258-67.

《 老年憂鬱症 》

●台灣憂鬱症防治協會（http://www.depression.org.tw/）。

●董氏基金會網站／心理衛生特區（http://www.jtf.org.tw/）。

●黃正平編著：《臨床老年精神醫學（第二版）》，2011，合記。

《老人營養好，是健康的基石》

●Wallace JI, Schwartz RS, LaCroix AZ, et al. Involuntary weight loss in older outpatients: incidence and clinical significance. Am Geriatr Soc. 1995;43(4):329.

《 為老年人佈置一個安全的居所 》

●《居家安全自我檢查手冊》，行政院衛生署國民健康局。

●《步行困難老人居家安全手冊》，台北市政府衛生局出版。

●《居家安全自我檢查手冊》，台北市政府都市發展局編印。

●廖慧燕：〈終生住的與實務—高齡社會居家環境探討〉，《輔具之友第31期》。

●林芯妤：〈室內材選用與居家安全〉，《輔具之友第31期》。

●王武烈：〈如何檢視無障礙住的需求？〉，《輔具之友第31期》。

●老人住宅基本設施及設備規劃設計規範 （民國92年12月29日發布／函頒）。

●住宅基本設施及設備規劃設計規範 （民國92年12月29日發布／函頒）。

●內政部的建築物無障礙設施設計規範（內政部101 11 16日台內營字第1010810415 號 修正）。

●建築技術規則建築設計施工編（民國102年11月28日修正）。

●衛生福利部社會及家庭署輔具中心網頁（http://repat.sfaa.gov.tw/index.asp）。

参考資料

Dr. Me健康系列　145

【圖解】銀髮寶貝健康照護全書

作　　者　北中南榮總與國內高齡醫學專家等21位醫師◎合著
總 策 劃　陳亮恭
選　　書　林小鈴
責任編輯　張棠紅

行銷企劃　洪沛澤
行銷經理　王維君
業務經理　羅越華
副總編輯　潘玉女
總 編 輯　林小鈴
發 行 人　何飛鵬
出　　版　原水文化
　　　　　台北市民生東路二段141號8樓
　　　　　電話：02-25007008　　傳真：02-25027676
　　　　　E-mail：H2O@cite.com.tw　　Blog：http//: citeh20.pixnet.net
發　　行　英屬蓋曼群島商家庭傳媒股份有限公司城邦分公司
　　　　　台北市中山區民生東路二段 141 號 2 樓
　　　　　書虫客服服務專線：02-25007718．02-25007719
　　　　　24 小時傳真服務：02-25001990．02-25001991
　　　　　服務時間：週一至週五09:30-12:00．13:30-17:00
　　　　　郵撥帳號：19863813　戶名：書虫股份有限公司
　　　　　讀者服務信箱 email：service@readingclub.com.tw
香港發行所　城邦（香港）出版集團有限公司
　　　　　地址：香港灣仔駱克道 193 號東超商業中心 1 樓
　　　　　email：hkcite@biznetvigator.com
　　　　　電話：(852)25086231　　傳真：(852) 25789337
馬新發行所　城邦（馬新）出版集團
　　　　　41, Jalan Radin Anum, Bandar Baru Sri Petaling,
　　　　　57000 Kuala Lumpur, Malaysia.
　　　　　電話：(603) 90578822 傳真：(603) 90576622
　　　　　電郵：cite@cite.com.my

美術設計　張哲榮
封面設計　顏志民（禾印堂）
內頁插畫　盧宏烈
內頁攝影　鍾君賢（水草攝影工作室）
初　　版　2015年12月17日
定　　價　400元

ISBN　978-986-5853-88-4
有著作權‧翻印必究（缺頁或破損請寄回更換）

城邦讀書花園
www.cite.com.tw

圖解銀髮寶貝健康照護全書 / 北中南榮
總與國內高齡醫學專家等21位醫師合著.
-- 初版. -- 臺北市：原水文化出版：
家庭傳媒城邦分公司發行, 2015.12
面；　公分. -- (Dr.Me健康系列；145)

ISBN 978-986-5853-88-4（平裝）

1.老年醫學 2.老人養護 3.健康照護

417.7　　　　　　　　　　104025076